JÖRG PRÄDEL

Die Sehgal-Methode

JÖRG PRÄDEL

Die

Sehgal-Methode

zur Bestimmung des Heilmittels in
der homöopathischen Therapie

Verlag Müller & Steinicke München

ISBN 3-97569-140-7

Gesamtherstellung: Grafik + Druck GmbH, München

Inhaltsverzeichnis

Vorwort

Die Homöopathie wird, seit ihrer Entdeckung durch Samuel Hahnemann, auf der Basis des *Ähnlichkeitsgesetzes*, der *Arzneimittelprüfung am Gesunden* und der *Potenzierung der Arzneien* ständig weiterentwickelt. Diese Entwicklung zeigt sich unter anderem in den Theorien und Wegen zur Bestimmung des Heilmittels, die immer wieder verändert werden. Die letzte wesentliche Veränderung wurde durch die Vorstellungen und Ideen von Georgos Vithoulkas eingeleitet, der als erster Homöopath die Verschreibung auf der Basis der Essenz einer Arznei in die homöopathische Behandlung einführte. Mit dieser Art der Arzneimittelverschreibung orientiert sich Georgos Vithoulkas an den klassischen Kriterien der Verschreibung auf die Gesamtheit der Symptome und der Symptomenauswahl nach Paragraph 153 des Organons, legt aber besondere Gewichtung auf die Geistes- und Gemütssymptomatik des Patienten. Georgos Vithoulkas erfüllt damit die Forderung von Hahnemann und Kent, die die Bedeutung dieser Symptome für das den Patienten in seiner Gesamtheit heilende Arzneimittel bereits hervorgehoben haben, und ermöglicht somit eine verbesserte Suche nach dem Heilmittel.

Die Entwicklung der Arzneimittelfindung setzt sich jedoch weiterhin fort. Heute stehen wir einer Technik gegenüber, die die Gesamtheit der Symptome und die Symptomenauswahl nach Paragraph 153 des Organons vernachlässigt und gleichzeitig den entscheidenden Schritt zur Betonung der Geistes- und Gemütssymptomatik vollzieht. Diese Veränderungen ergeben sich über die Auswahl des Arzneimittels *ausschließlich* aufgrund der Geistes- und Gemütssymptome, die *präsent, hervorstechend, beständig und tatsächlich sind.* Darüber hinaus führt diese Methode zu einem neuen, für jede Behandlung grundlegendem Verständnis der Entstehung von Krankheit und des Heilungsprozesses. Die Basis für dieses Verständnis bilden die Stoffwechselfunktionen der *Assimilation* (Aufnahme) und *Elimination* (Ausscheidung) des Organismus, über die neue, wesentliche Kriterien für die Fallbeurteilung und den Fallverlauf erhalten werden können. Zu diesen Kriterien zählt die überaus wichtige Unterscheidung zwischen *»wirklicher«* und *»scheinbarer«* Krankheit, die Betonung des Selbstheilungsprozesses des Organismus und *die Notwendigkeit einer nach bestimmten Gesetzmäßigkeiten ablaufenden Ausscheidungsreaktion* nach der Gabe des Heilmittels.

Entdecker dieser Art der Arzneimittelverschreibung ist der indische Arzt DR. SEHGAL, der in Neu Dehli praktiziert. Er hat diese neue Methode entwickelt und prägte den Begriff »Revolutionierte Homöopathie«.

Dieses Buch stellt diese Technik, die ich die SEHGAL-METHODE nennen möchte, vor. Auf Grundlage des Ähnlichkeitsgesetzes, der Potenzierung und der Arzneimittelprüfung hat diese Methode die Kraft, etwas wirklich Neues im homöopathischen Denken zu etablieren. Meine Hoffnung ist, viele Homöopathen anzusprechen, deren Interesse nicht nur geweckt wird, sondern die auch das Vertrauen finden, mit der SEHGAL-METHODE zu praktizieren.

Gleichzeitig weise ich darauf hin, daß es nicht meine Absicht ist, die SEHGAL-METHODE als die *alleinige* zum Heilmittel führende Technik darzustellen. Jede Technik und Anschauung zur Arzneimittelfindung, mit der bislang praktiziert wurde, hat ihre Berechtigung und Bedeutung. Die Praxis zeigt, daß mit diesen Techniken ebenfalls die heilende Arznei für den Patienten zu finden ist. Ziel dieses Buches ist, die Vorstellungen, Gedanken und Vorteile der SEHGAL-METHODE aufzuzeigen, so daß Sie selbst entscheiden können, ob diese Technik für Sie wertvoll sein kann. Dazu ist es erforderlich, Vergleiche zur bisherigen

Art der Verschreibung herzustellen. Sollten allerdings in dieser vergleichenden Darstellung Aussagen enthalten sein, die den Eindruck erwecken, als würde die Wichtigkeit und Bedeutung bereits bekannter Techniken in Frage gestellt, so möchte ich hiermit ausdrücklich darauf hinweisen, daß dies nicht beabsichtigt ist.

Die Bücher, die DR. SEHGAL veröffentlicht hat, sind ausschließlich in englischer Sprache abgefaßt und bislang wurde noch keine deutsche Übersetzung veröffentlicht. Durch dieses in deutscher Sprache erscheinende Buch, das auf der Grundlage der Bücher von DR. SEHGAL entstanden ist, soll einer breiteren Leserschaft der Zugang zu der SEHGAL-METHODE ermöglicht werden. Jedem Leser empfehle ich dennoch, ebenfalls die Bücher von DR. SEHGAL zu studieren, da sie auf der Basis einer langjährigen Praxis entstanden sind und viele wertvolle Informationen enthalten.

Ich selbst habe in Neu Dehli bei Dr. H.L. Chitkara assistiert, um einen tieferen Einblick in diese Art der Verschreibung zu erhalten. Dr. H.L. Chitkara praktiziert seit vielen Jahren mit der SEHGAL-METHODE und steht in direktem Kontakt zu DR. SEHGAL. Für seine Bereitschaft, alle nur möglichen Fragen mit sehr viel Geduld und Intelligenz beantwortet zu haben, möchte ich Dr. H.L. Chitkara nochmals danken. Die Zeit in Indien war für mein Verständnis der SEHGAL-METHODE von großer Bedeutung.

Außerdem möchte ich Erwin Vatter danken, der an der Fachschule für klassische Homöopathie in München erstmals diese Methode vorstellte. Erwin Vatter hat mir und vielen anderen Schülern der Homöopathie-Schule diese Technik nähergebracht und war einer der ersten, der den Kern der SEHGAL-METHODE verstanden hat und sie mit Leidenschaft verfolgt.

Ich wünsche Ihnen viel Freude beim Lesen dieses Buches und hoffe, daß es Ihnen einige Anregungen und neue Ideen für Ihre Praxis bietet.

Jörg Prädel

DIE SEHGAL-METHODE

Teil 1

Allgemeine Einführung

Die Homöopathie ist eine Heilbehandlung mit dem Ziel, den Patienten in seiner Gesamtheit, zu Gesundheit und Wohlbefinden zu verhelfen. Ein möglicher Maßstab für dieses Ziel ist die Kreativität des Patienten, die er zum Wohle der Allgemeinheit einsetzt. Mit der homöopathischen Behandlung streben wir damit nicht nur die partielle Linderung bestimmter Beschwerden an, sondern erheben den berechtigten Anspruch, daß es sich um eine ganzheitliche Therapie handelt. Inwieweit diesem Anspruch gerecht werden kann, wird durch zwei wesentliche Faktoren mitbestimmt. Die angewendete Technik zur Arzneimittelverschreibung bildet einen dieser Faktoren. Sie beinhaltet die *Kriterien für die Symptomenauswahl* und bestimmt somit über die Qualität der Arzneimittelwahl. Der zweite Faktor besteht in der jeder Behandlung zu Grunde liegenden Theorie zur Entstehung von Krankheit und des Heilungsprozesses. Aus dieser Theorie leiten sich die *Kriterien für die Fallbeurteilung* nach bzw. vor der Arzneimittelgabe ab. Die aus beiden Faktoren gewonnenen Kriterien entscheiden daher im großen Maße über den Erfolg und Ausgang der homöopathischen Behandlung im Sinne der bereits genannten Zielsetzung. Sie sind ebenfalls das Thema dieser allgemeinen Einführung, die eine grobe vergleichende Darstellung der SEHGAL-METHODE und der klassischen Art der Verschreibung[1] in bezug auf diese Kriterien beinhaltet. Dieser Vergleich beginnt mit den Kriterien der Arzneimittelverschreibung und der damit verbundenen Probleme für die Symptomenauswahl. Grundsätzlich sollte sich jede Technik zur Arzneimittelwahl an Kriterien orientieren, die die Gefahr der partiellen Verschreibung weitestgehend ausschließen und eine schnelle, sichere und zuverlässige Anwendung ermöglichen. Insbesondere in bezug auf die Gefahr der partiellen Verschreibung ist es eine Tatsache, daß das den Patienten in seiner Gesamtheit heilende Mittel in direkter Beziehung zu den Geistes- und Gemütssymptomen steht. Die Arzneimittelverschreibung sollte sich, um dieser Gefahr vorzubeugen, daher an diesen Symptomen orientieren. Dieser wesentliche Punkt wurde auch von Georgos Vithoulkas berücksichtigt, dessen Art der Verschreibung auf Grundlage der Essenz einer Arznei zur Zeit das Denken und Handeln vieler Homöopathen bestimmt und aus diesem Grund erwähnt werden soll. Innerhalb der klassischen Art der Verschreibung stellt die Essenz-Verschreibung einen wichtigen Schritt zur Betonung der Geistes- und Gemütssymptomatik dar, da sie der Persönlichkeit des Patienten eine entscheidende Rolle beimißt. Die Verschreibung auf der Basis der Essenz hat jedoch einen wesentlichen Nachteil: Die Essenz verschafft uns *ein Bild* einer Arznei, oder anders ausgedrückt, sie prägt *ein bestimmtes Bild der Persönlichkeit* eines Patienten. Die Gefahr dieser Art der Verschreibung liegt in ihrer möglichen Einschränkung der Wahrnehmung auf genau dieses *eine Bild* und damit auf die Beschränkung der Symptome, die dieses Bild prägen. Ein Arzneimittel setzt sich jedoch aus einer Vielzahl von Symptomen zusammen, die bei der Verschreibung auf diese Arznei wichtig

---

[1] Mit der klassischen Art der Verschreibung ist die Verschreibung auf Grund der Gesamtheit der Symptome und der Symptomenauswahl nach Paragraph 153 des Organons gemeint.

sein können und die berücksichtigt werden müssen, um alle Anwendungsmöglichkeiten eines Mittels auszuschöpfen.

Ein Beispiel zur Verdeutlichung: Phosphor ist als dreiwertiges Mittel in der Rubrik »Zurückhaltend«und als einwertiges Mittel in der Rubrik »Geheimnistuerisch«enthalten. Dennoch zögern wir, Phosphor für einen Patienten zu verschreiben, der durch diese Eigenschaften in seinem Erscheinungsbild geprägt ist. Dieses Zögern entsteht durch die Vorstellung einer offenen und aufgeschlossenen Persönlichkeit, die die Essenz von Phosphor vermittelt.

Diese Einschränkung unserer Wahrnehmung ist also ein möglicher Nachteil der Essenz-Verschreibung. In der SEHGAL-METHODE wird dieser Nachteil aufgehoben, in dem das Heilmittel *ohne Berücksichtigung der Persönlichkeit oder bestimmter Arzneimittelbilder ausschließlich aufgrund der präsenten, hervorstechenden, beständigen und tatsächlichen Geistes- und Gemütssymptome* ausgewählt wird. Dies ist ein Vorteil dieser Technik. Ein weiterer, weitaus bedeutenderer Vorteil dieser neuen Kriterien der Symptomenauswahl ist die Vermeidung der Gefahr der partiellen Verschreibung. Das Heilmittel wird niemals für eine *spezielle* Krankheit, sondern immer für den *kranken Menschen* ausgewählt.

Die Bedeutung der Geistes- und Gemütssymptomatik und der damit verbundenen Vermeidung der Gefahr der partiellen Verschreibung wurde bereits betont. Im folgenden sollen weitere Aspekte der Auswahl des Arzneimittels über *die präsenten, hervorstechenden, beständigen und tatsächlichen Geistes- und Gemütssymptome* im Vergleich zu der klassischen Art der Verschreibung betrachtet werden.

In der klassischen Art der Verschreibung suchen wir nach der Gesamtheit der Symptome unter Berücksichtigung des Paragraphen 153 des Organons. Bei dieser Suche entstehen nicht nur für unerfahrene Homöopathen Schwierigkeiten. Diese Schwierigkeiten entstehen in Folge der Symptomenvielzahl, die in vielen Fällen dennoch keine Symptome nach Paragraph 153 des Organons enthält. Zu dieser Problematik kommt erschwerend hinzu, daß bislang eine Unterscheidung zwischen pathognomonischen und nicht-pathognomonischen Symptomen getroffen werden muß. Welche der Symptome sind kennzeichnend für eine Krankheit und damit nicht bei der Arzneimittelwahl zu berücksichtigen? Auf diese Frage gibt es keine eindeutige Antwort.

In Anbetracht der SEHGAL-METHODE kann die Arzneimittelwahl in diesem Punkt vereinfacht werden. Unter Anwendung dieser Technik muß selbstverständlich ebenfalls entschieden werden, welche Symptome für die Wahl des Heilmittels berücksichtigt werden und welche nicht. Die Arzneimittelwahl über *die präsenten, hervorstechenden, beständigen und tatsächlichen Geistes- und Gemütssymptome* bietet jedoch die Möglichkeit, nicht mehr auf die Symptome nach Paragraph 153 des Organons angewiesen zu sein, sowie auch die Gesamtheit der Symptome und die Unterscheidung zwischen pathognomonischen und nicht-pathognomonischen Symptomen bei der Arzneimittelfindung zu vernachlässigen. Diese Vorgehensweise schafft durch die möglich gewordene Intensivierung unserer Wahrnehmung auf einen Teil der Symptomatik eine größere Klarheit bei der Symptomenauswahl. Zudem versetzt sie uns in die Lage, die ganz *gewöhnlichen Äußerungen* des Patienten über seine Krankheit und der damit verbundenen Verhaltensweisen mit in die Mittelfindung einzubeziehen.

Eine weitere große Schwierigkeit bei der Arzneimittelwahl besteht bislang auch darin, das Verhalten des Patienten in die Geistes- und Gemütsrubriken zu übersetzen. Dies ist oftmals nicht möglich und kann mit dem Nichtvorhandensein bestimmter Rubriken zusammenhängen, ist aber in erster Linie durch das fehlende Verständnis für die einzelnen Rubriken zu erklären. Fehlt beispielsweise das genaue Verständnis für die Rubrik »fassungslos«, ist es schwer, das Verhalten des Patienten, das dieser Rubrik entspricht, zu erkennen und in diese zu übersetzen. Diese Problematik gilt für alle Rubriken des Geistes- und Gemütsteiles des Repertoriums. Die Arbeit, die zum Verständnis der Rubriken notwendig ist, wurde bislang vernachlässigt, ist aber ein Eckpfeiler der SEHGAL-METHODE.

Die bislang getroffenen Unterscheidungen beziehen sich auf die Technik der Arzneimittelfindung, die, wie zu Beginn betont wurde, einen entscheidenden Einfluß auf den Erfolg und den Ausgang der homöopathischen Behandlung ausübt. Den zweiten wesentlichen Einfluß stellt, wie ebenfalls schon erwähnt, die Theorie zur Entstehung von Krankheit und des Heilungsprozesses dar. Sie bestimmt die Kriterien für die Fallbetrachtung und die Beurteilung der Arzneimittelwirkung. Seit Hahnemann ist diese Theorie unverändert geblieben, demzufolge Krankheit eine Verstimmung der Lebenskraft ist, die mittels einer Überstimmung einer künstlichen ähnlichen Krankheitspotenz (Erstverschlimmerung) geheilt werden kann. Die Erstverschlimmerung der Beschwerden ist folglich eines der Kriterien für die Wirkung des Heilmittels und bildet mit dem Hering´schen Heilungsgesetz die beiden Anhaltspunkte, nach denen die Wirksamkeit der Arznei überprüft wird.

Hingegen wird in der SEHGAL-METHODE beobachtet, daß nach Gabe des Heilmittels keine dieser bislang geltenden Kriterien für eine Heilung bestätigt werden. Die gemäß dieser Technik ausgewählten Arzneien führen zu *Ausscheidungsreaktionen* aus den natürlichen Ausscheidungsorganen der Haut, des Mundes, des Darms, der Blase und der Nase, die zur Linderung der Beschwerden des Patienten führen. Diese Ausscheidungen sind die Grundlage für die Erklärung der Entstehung von Krankheit und des Prozesses der Heilung in der SEHGAL-METHODE. Krankheit ist demnach ein Prozeß, der auf der Störung der grundlegenden Funktionen der Elimination (Ausscheidung) und Assimilation (Aufnahme) des Organismus beruht und durch Toxine hervorgerufen wird, die nicht vom Organismus ausgeschieden werden können. Die Folgerungen, die sich aus diesem neuen Verständnis ergeben, sind weitreichend: Sie führen zur Unterscheidung von »wirklichen« und »scheinbaren Krankheiten«, zur Notwendigkeit einer Ausscheidungsreaktion nach der Mittelgabe, zur Klärung des Prozesses der Unterdrückung und zur Begründung, warum die Einhaltung des Hering´schen Heilungsgesetz seine Notwendigkeit für den Heilungsprozeß verliert.

Dieser kurze, vergleichende Abriß zwischen der klassischen Art der Verschreibung und der SEHGAL-METHODE weist auf einige wichtige Unterschiede zwischen diesen beiden Methoden hin. Wie sich die genaue Anwendung der SEHGAL-METHODE darstellt und worin sie sich im Detail von der klassischen Art der Verschreibung unterscheidet, soll in den folgenden Kapiteln aufgezeigt werden:

- **Die Geistes- und Gemütssymptomatik**
- **Die Arzneimittelauswahl aufgrund der Geistes- und Gemütssymptome, die präsent, hervorstechend, beständig und tatsächlich sind**
- **Die Bedeutung der subjektiven Hauptbeschwerde**
- **Die Bedeutung der einzelnen Rubriken und ihrer Interpretation**
- **Die Wertigkeit der Mittel in einer Rubrik**
- **Die Ausscheidungsreaktion**

- **Die Entstehung von Krankheit und der Prozeß der Heilung**
- **Die Unterscheidung zwischen »wirklichen« und »scheinbaren« Krankheiten**
- **Der Vorgang der Unterdrückung**
- **Der Fallverlauf**
- **Die Dosierung**

Die Geistes- und Gemütssymptomatik

Die Geistes- und Gemütssymptomatik des Patienten führt zum ähnlichsten Arzneimittel, da sie die Symptomatik auf der höchsten zu betrachtenden Ebene des Menschen darstellt und das Zentrum der Erkrankung bildet. Diese Symptomatik findet bislang in den verschiedenen Arten der Arzneimittelfindung ihre Berücksichtigung. Doch daß sie *ausschließlich* zur Bestimmung der heilenden Arznei verwendet wird, ist ein vollkommen neuer Ansatz in der homöopathischen Behandlung und wird erstmalig durch die SEHGAL-METHODE aufgezeigt. Mit dieser Technik verlassen wir vollständig den Bereich der körperlichen Beschwerden für die Arzneimittelwahl und gehen auch über die Vorstellungen Hahnemanns hinaus, der im Paragraph 213 des Organons zur Bedeutung der Geistes- und Gemütssymptomatik schreibt: »Man wird daher nie naturgemäß, das ist homöopathisch heilen, wenn man nicht bei jedem, selbst akuten Krankheitsfalle, zugleich mit auf das Symptom der Geistes- und Gemüthsveränderung siehet und nicht zur Hülfe eine solche Krankheitspotenz unter den Heilmitteln auswählt, welche nächst der Ähnlichkeit ihrer andern Symptome mit denen der Krankheit, auch einen ähnlichen Geistes- oder Gemüthszustand für sich zu erzeugen fähig ist«. Nach Hahnemann teilten auch alle anderen bedeutenden Homöopathen, wie beispielsweise Kent, Allen, Vithoulkas und Genkens, die Vorstellung aus Paragraph 213, daß die Geistes- und Gemütssymptomatik in Übereinstimmung mit der Gesamtheit der Symptomatik besonders wichtig für das Heilmittel des Patienten ist. Doch der SEHGAL-METHODE zufolge hat die körperliche Symptomatik keine Bedeutung mehr. Zur Bestimmung des Arzneimittels ist es vollkommen unbedeutend, ob der Patient unter Schwindel, einem Tumor oder Kopfschmerzen leidet und welche Modalitäten mit diesen Erkrankungen festgestellt werden. Ausschließlich die Geistes- und Gemütssymptome, die in Verbindung mit den körperlichen Beschwerden den geistig-emotinalen Zustand des Patienten bestimmen, entscheiden, welches Arzneimittel verabreicht wird. In diesem wichtigen Punkt verlassen wir die Vorstellungen von Hahnemann, Kent, Vithoulkas etc., »mißachten« die körperliche Symptomatik für die Arzneimittelwahl und konzentrieren uns auf die höchste Ebene des Patienten: *die Ebene des Denkens und Fühlens*.

An diesem Punkt stellt sich natürlich die Frage, warum in einer angeblich *ganzheitlichen* Therapie die körperliche Symptomatik vernachlässigt werden kann. Die Antwort auf diese Frage resultiert in der Betrachtung, der zentralen Stellung der Geistes- und Gemütsebene des Menschen. *Der Geist ist sich des Körpers bewußt, der Körper jedoch nicht des Geistes, und daher spiegeln sich alle körperlichen Veränderungen im Geistigen wieder*. Somit sind es nicht direkt der Schwindel, die Kopfschmerzen oder der Tumor, die wir in der Arzneimittelwahl berücksichtigen. Vielmehr berücksichtigen wir deren Auswirkung auf den geistig-emotionalen Zustand des Patienten. Auf diese Weise kann, ähnlich wie in einem Hologramm, in einem Teil die Ganzheit beobachtet werden. Die Homöopathie bleibt damit weiterhin eine *ganzheitliche Therapie* jedoch mit dem Vorteil, daß das Arzneimittel immer für die Symptome der höchsten

Ebene des Menschen, in der sich die gesamte Symptomatik widerspiegelt, verschrieben wird.

Durch diese Vorgehensweise erfüllt die SEHGAL-METHODE eine wichtige Voraussetzung, um das Ziel der homöopathischen Behandlung, den Patienten in seiner Gesamtheit zu Wohlbefinden und Gesundheit zu verhelfen, zu erreichen: *die Gefahr der partiellen Verschreibung wird ausgeschlossen.*

Die Arzneimittelauswahl aufgrund der Geistes- und Gemütssymptome, die *präsent, hervorstechend, beständig und tatsächlich* sind

In der SEHGAL-METHODE sind es die präsenten, hervorstechenden, beständigen und tatsächlichen Geistes- und Gemütssymptome, die an Stelle der Symptome nach Paragraph 153 des Organons die Arzneimittelwahl bestimmen:

PRÄSENT sind die Geistes- und Gemütssymptome, die wir *gegenwärtig* in der Anamnese beobachten können.

Dieser gegenwärtige Geistes- und Gemütszustand eines Patienten wird durch sämtliche Ereignisse der Vergangenheit und durch Wünsche, Hoffnungen und Ängste der Zukunft bestimmt. In der Gegenwart sind Vergangenheit und Zukunft präsent. Aus diesem Grund kann sich die Arzneimittelwahl auf den *gegenwärtigen* Geistes- und Gemütszustand beschränken, durch den über *die Verhaltensweisen, Gedanken, Emotionen und auch durch die Gestik* des Patienten *unmittelbar alle,* für die Arzneimittelwahl notwendigen Informationen wahrnehmbar sind. Diese Vorgehensweise impliziert, daß die Auswahl der *präsenten* Symptome nicht mit der Persönlichkeit eines Patienten übereinstimmen muß. Die Persönlichkeit eines Patienten ist die Gesamtheit seiner charakteristischen und individuellen Eigenschaften und stellt das *alltägliche* Denken und Fühlen dar.

In der SEHGAL-METHODE vernachlässigen wir *absichtlich* die Persönlichkeit für die Arzneimittelwahl, da sie nicht mit den Symptomen übereinstimmen muß, die wir *präsent* beobachten und den Geistes- und Gemütszustand des Patienten bestimmen. Diese unmittelbar beobachtbaren Symptome sind aber hochwertiger als alle anderen, da sie sehr *zuverlässig* sind und demonstrieren, welche Symptome das Heilmittel *derzeit* enthalten muß.

Ein Fallbeispiel: Ein Patient ist gewöhnlich sehr ruhig und zurückhaltend. Er möchte nicht getröstet werden, spricht nicht viel über seine persönlichen Angelegenheiten und hat eine Abneigung gegen die Gesellschaft anderer Menschen. Er liebt Tiere und kann sich stundenlang in seiner Freizeit mit Literatur befassen. Dieser Patient sagt in der Anamnese: »Ich brauche dringend Ihre Hilfe! Ich habe schreckliche Kopfschmerzen«. Diese Äußerungen macht er *spontan,* und obwohl sie Symptome beinhalten, die nicht mit seiner Persönlichkeit übereinstimmen, zeigen sie die *hervorstechenden, beständigen und tatsächlichen* Merkmale seines *gegenwärtigen* Geistes- und Gemütszustandes. Der Patient »schreit« in diesem Fall »nach Hilfe« und wir erkennen somit bereits ein *sicheres* Symptom, welches die Arznei, unabhängig von der Persönlichkeit des Patienten, zur Heilung *beinhalten muß*. In der SEHGAL-METHODE suchen wir zur eindeutigen Bestimmung des Heilmittels nach mehreren dieser unmittelbar wahrnehmbaren Symptome, die, neben ihrer Präsenz, die folgenden Kriterien erfüllen müssen:

HERVORSTECHEND sind die Symptome, die sich aus den präsenten Symptomen *hervorheben*. Dabei ist es nicht notwendig, daß der Patient diese Symptome verbal äußert oder sie besonders betont, sondern diese während der Anamnese deutlich wahrnehmbar sind.

BESTÄNDIG sind die Symptome, die in der Anamnese präsent und *gleichbleibend* sind. Sie können am Verhalten, an der Gestik und/oder an den Äußerungen des Patienten immer wieder wahrgenommen werden.

TATSÄCHLICH sind die Symptome, auf die letztendlich das Verhalten des Patienten zurückgeführt werden kann. Sie zeigen das *wirkliche Motiv* für eine Verhaltensweise. Zur Verdeutlichung ein Beispiel: Ein Patient sagt, daß er Angst vor Schmerzen hat. Auf die Frage hin, warum er diese Angst hat, erklärt er: »Weil sie mir meine Energie rauben und ich nichts mehr unternehmen kann«. In diesem Fall ist also das *tatsächliche* Symptom nicht die Angst vor den Schmerzen, sondern die Angst, nicht mehr genug Kraft zu haben, um seinen Unternehmungen nachzugehen. Deshalb ist letzteres das Symptom, welches zur Bestimmung des Heilmittels in die Arzneimittelwahl einfließen muß.

Die Erklärung für diese veränderten Kriterien der Symptomenauswahl findet sich in der Betrachtung der Symptome, die den Geistes- und Gemütszustand eines Patienten bestimmen. Diese, für das Heilmittel bestimmenden Symptome können in den *gesamten* Emotionen, Stimmungen und Gedanken beobachtet werden, die der Patient zum Zeitpunkt der Anamnese über seine Sprache, Gestik und seine Verhaltensweisen zum Ausdruck bringt. Folglich zeigen sie sich auch in den ganz gewöhnlichen Äußerungen des Patienten über seine Krankheit. Diese Äußerungen enthalten in den meisten Fällen gerade keine Symptome nach Paragraph 153 des Organons, sind somit nicht besonders charakteristisch, eigenartig und sonderlich für dic Beschwerden des Patienten, können aber dennoch bestimmend für sein Verhalten und Befinden sein. Bereits aus diesem Grund müssen sie ebenfalls bei der Arzneimittelfindung berücksichtigt werden, was durch die neuen Kriterien der Symptomenauswahl in der SEHGAL-METHODE gewährleistet wird. Darüber hinaus bieten diese ganz gewöhnlichen Aussagen des Patienten weitere Vorteile, so daß sie sogar eine zentrale Stellung bei der Verschreibung einnehmen: Zum einen lassen sie sich bei jedem Patienten finden und zum anderen werden sie in den meisten Fällen spontan ohne die Beeinflussung des Homöopathen gemacht.

Ein Fallbeispiel: Ein Patient, der unter einem geschwollenen Knie leidet und Schwierigkeiten beim Laufen hat, sagt folgendes: »Ich kann mich einfach nicht mehr richtig bewegen, das ärgert mich, und ich möchte so schnell wie möglich diese Schwellung meines Knies loswerden. Bitte unternehmen Sie sofort etwas. Ich möchte nicht mehr länger warten«. Bei einem Patienten mit diesen Beschwerden sind diese Äußerungen nicht ungewöhnlich, sondern es scheint sich vielmehr um eine ganz normale Reaktion zu handeln, die keine Symptome nach Paragraph 153 des Organons für die Arzneimittelverschreibung enthält. In der klassischen Art der Verschreibung war es daher nicht möglich das Heilmittel über solche Aussagen zu bestimmen, obwohl sie die wesentlichen momentanen Geistes- und Gemütssymptome des Patienten enthalten. Die Arzneimittelauswahl über die *präsenten, hervorstechenden, beständigen und tatsächlichen* Geistes- und Gemütssymptome berücksichtigt jedoch deren Wichtigkeit und ermöglicht die Bestimmung des Heilmittels auf Grund dieser ganz gewöhnlichen Aussagen. In diesem oben genannten Fall ist Chammomilla das Heilmittel. Es wird auf die Symptome »Zorn, durch Unterbrechung« und »Getragen; Verlangen schnell getragen zu werden«[2] verschrieben, die nach den neuen Kriterien der

[2] Chammomilla ist in dieser Rubrik ein Nachtrag aus dem Complete Repertory 3.0 von Roger van Zandvoort

Symptomenauswahl den Geistes- und Gemütszustand des Patienten bestimmen.

Das folgende Kapitel stellt die Erklärung für diese Verschreibung vor und wird die Wichtigkeit der einzelnen Rubriken und ihre genaue Definition und Interpretation verdeutlichen.

Die Bedeutung der *einzelnen* Rubriken und ihrer Interpretation

Eine genaue Kenntnis der Rubriken des Repertoriums ist erforderlich, um, wie in dem obengenannten Beispiel, die Aussagen des Patienten in die Rubriken übersetzen zu können. Diese Kenntnis wird durch ein intensives Studium des Geistes- und Gemütsteils des Repertoriums und durch die Definition und Interpretation jeder einzelnen Rubrik erworben.

Im Beispiel des letzten Kapitels wurden die Rubriken »Zorn, Unterbrechung, durch« und »Getragen, Verlangen, getragen zu werden, schnell« zur Übersetzung der Aussagen des Patienten verwendet. Eine Definition der Rubrik »Zorn, Unterbrechung, durch« stellt sich wie folgt dar:

Zorn: ist eine starke Emotion, die durch eine Verletzung hervorgerufen wird und das Verlangen der Vergeltung beinhaltet;

Unterbrechung: das häufige Aufgeben einer Aktivität oder Unternehmung, bevor sie beendet ist;

Interpretation dieser Rubrik: Der Patient ärgert sich, daß der normale Ablauf einer Tätigkeit unterbrochen wird. In unserem Beispiel ist es der Ablauf des Gehens, der durch die Kniebeschwerde erschwert wird und den Ärger des Patienten auslöst.

Die Bedeutung der Rubrik »Getragen, Verlangen, getragen zu werden, schnell« ergibt sich folgendermaßen:

getragen: transportiert werden, sein eigenes Gewicht nicht tragen;

Verlangen: ist eine nachdrückliche Forderung, ein Haben wollen;

schnell: mit erhöhter Geschwindigkeit;

Interpretation dieser Rubrik: Der Patient möchte schnell von einem Platz zu einem anderen transportiert werden, ohne selbst Mühen auf sich zu nehmen. Im übertragenen Sinne bedeutet dies, daß der Therapeut den Patienten vom Zustand der Krankheit in den Zustand der Gesundheit versetzen soll. Im Fallbeispiel soll dieser Vorgang schnell geschehen, der Patient sagt: »... und (ich) möchte so schnell wie möglich diese Schwellung meines Knies loswerden. Bitte unternehmen Sie sofort etwas, ich möchte nicht mehr länger warten«.

Es ist also der Wunsch des Patienten, schnell von den Beschwerden befreit zu werden, ohne selbst aktiv zu sein. Chammomilla ist das einzige Arzneimittel, das in diesen beiden Rubriken enthalten ist und wird somit zum Heilmittel.

Dies ist lediglich ein Beispiel für die Anwendung dieser Rubriken. Trotz unzähliger Variationsmöglichkeiten, die der Patient in seinen Aussagen benutzen kann, können sie dem Sinn nach in diese Rubriken übersetzt werden. Entscheidend ist das Verständnis der einzelnen Rubriken, um diese in dem jeweiligen Verhalten der Patienten wiederzuerkennen.

Die bereits erwähnten Beispiele zeigen, daß es erforderlich ist, die Definitionen der einzelnen Wörter[3] einer Rubrik vorzunehmen, um das Verständnis der Rubriken zu erlangen. Auf Grundlage dieser Definitionen können dann in einem gewissen Rahmen individuelle Interpretationen für die Rubriken gefunden werden. Diese Interpretationen müssen nicht an den wörtlichen Sinn der Rubriken gebunden sein, sondern können über diesen hinausgehen. Berücksichtigen wir etwa die metaphorische Bedeutung des Wortes »Licht« und machen uns diese zunutze, so ergeben sich zum Beispiel für die Rubrik »Verlangen, Licht, nach« weitere Interpretationsmöglichkeiten: die Metaphorik des Begriffs »Licht« beinhaltet Klarheit, Erkenntnis und Hoffnung. Somit kann diese Rubrik für Patienten angewendet werden, die nach dem Grund ihrer Krankheit fragen, die wissen wollen, ob ihre Beschwerden heilbar sind bzw. welche Chancen sie haben, gesund zu werden. Dieses Beispiel verdeutlicht, daß die Einbeziehung der metaphorischen Ebene weitere wichtige Anwendungsmöglichkeiten bei der Wahl des Heilmittels bietet und sie daher nicht vernachlässigt werden sollte.

Der zweite Teil dieses Buches stellt eine Auswahl von Rubriken und deren Interpretationen vor. Der größte Teil dieser Rubriken hat sich bereits in der Praxis bewährt und ist bei Anwendung der SEHGAL-METHODE sehr hilfreich. Jedoch werden immer wieder Verhaltensweisen des Patienten auftreten, die nicht in bereits interpretierte Rubriken übersetzt werden können. Es ist daher die Aufgabe des

---

3 Die Definitionen aus einem Wörterbuch und die Verwendung eines Synomymwörterbuches sind bei dieser Arbeit sehr hilfreich. Empfehlenswert sind aus dem Dudon Verlag das »Deutsche Universial Wörterbuch A-Z« und als Synonymwörterbuch »Das treffende Wort« aus dem Ott Verlag Thun von Karl Pelzer und Reinhard von Norman

Homöopathen, diese Interpretationsarbeit fortzusetzen und neue Rubriken zu deuten. Gerade in diesem Punkt ist unsere Kreativität und unser Einfühlungsvermögen gefragt, um das Verhalten der Patienten zu entschlüsseln und die passende Rubrik zu finden.

Bevor jedoch mit der Übersetzung in die Rubriken begonnen werden kann, ist ein Verständnis des Verhaltens und der Problematik des Patienten von entscheidender Bedeutung. *Für die Arzneimittelfindung muß zuerst Klarheit über die wichtigsten Aussagen und Motive herrschen, um dann möglichst drei oder vier Rubriken zu finden, die den Sinn dieser Aussagen und Motive widerspiegeln.* Das heilende und damit ähnlichste Arzneimittel ist dann jenes, das als *einzige* Arznei sämtliche ausgewählte Rubriken, die *präsent, hervorstechend, beständig und tatsächlich* sind, abdeckt.

Rubriken, in denen nur *eine* Arznei enthalten ist, erhalten in der SEHGAL-METHODE eine besondere Bedeutung. Da sie eine Verhaltensweise oder Eigenschaft beschreiben, die ausschließlich von dieser Arznei in der Mittelprüfung erzeugt wurde, ist es möglich, auf eine *einzige* Rubrik hin zu verschreiben. Natürlich muß bei dieser Art der Verschreibung das betreffende Symptom ausschlaggebend für das Verhalten des Patienten sein.

Um diesen Sachverhalt zu erläutern, soll die in der SEHGAL-METHODE häufig verwendete Rubrik »Furcht, vor Extravaganz« betrachtet werden, in der nur Opium enthalten ist. In dieser Rubrik kommt die Furcht des Patienten zum Ausdruck, sein persönliches Maß in irgendeiner Form zu überschreiten. Viele Patienten machen folgende Aussage in bezug auf ihre Krankheit: »Ich habe diese Beschwerden schon seit einer sehr langen Zeit. Am Anfang waren sie noch erträglich, jetzt werden sie immer schlimmer und ich habe große Angst, daß sich mein Zustand weiterhin verschlechtert«. Ist diese Aussage *präsent, hervorstechend, beständig* und *tatsächlich*, ist Opium das Heilmittel. Die größte Angst dieser Patienten ist es, daß ihre Krankheit sich über einen bestimmten Punkt hinaus entwickelt und damit ihre persönliche Grenze der Erträglichkeit überschritten wird. Opium ist das einzige, dieses Symptom beinhaltende Arzneimittel und kann damit den Patienten heilen. Sind noch andere Rubriken zur Bestätigung der Arznei vorhanden, so ist es zwar begrüßenswert, nicht aber dringend notwendig.

Die Bedeutung der *subjektiven* Hauptbeschwerde des Patienten

In der SEHGAL-METHODE wird das Heilmittel grundsätzlich über die Geistes- und Gemütssymptome die *präsent, beständig, hervorstechend und tatsächlich* sind, ausgewählt, da sie zeigen, welche Arznei das *Denken und Fühlen* des Patienten zum Zeitpunkt der Anamnese bestimmt. Diese Symptome können über das gesamte Verhalten des Patienten wahrgenommen werden, kommen aber besonders deutlich in Bezug zu der Hauptbeschwerde zum Ausdruck. Die Frage nach der subjektiven Hauptbeschwerde des Patienten ist daher sehr hilfreich für die Arzneimittelbestimmung. Auf diese Frage hin wird der Patient über eine oder mehrere Beschwerden berichten, die ihn *momentan* besonders beeinträchtigen. In diesem Zusammenhang ist wichtig darauf hinzuweisen, daß diese vom Patienten genannte Beschwerde nicht die Erkrankung auf der höchsten Ebene der Gesundheit sein muß.[4] Ein herzkranker Patient, der zudem unter Warzen leidet, kann zum Beispiel seine Warzen als Hauptbeschwerde benennen. Für den Therapeuten befindet sich zwar die Herzerkrankung auf der höchsten Ebene der körperlichen Erkrankung, aber auf die Frage, was zur Zeit die Hauptbeschwerde des Patienten ist, sagt dieser: »Diese Warzen machen mich verrückt. Ich habe sie jetzt schon wochenlang und schäme mich schrecklich, wenn sie jemand sieht«. Von Bedeutung ist, alle Äußerungen, die der Patient im Zusammenhang mit den Warzen macht, genau zu beachten. Die Schilderungen des Patienten dürfen nicht aufgrund der Annahme unterbrochen werden, die Herzbeschwerden seien die entscheidende Symptomatik für die Verschreibung. Denn der Geistes- und Gemütszustand ist durch die Hauptbeschwerde besonders deutlich erkennbar, da der Patient seine Emotionen, Ängste und Erwartungen im Umgang mit *dieser* Beschwerde klar zum Ausdruck bringt. Die Aufgabe des Homöopathen besteht nunmehr darin, aufmerksam zuzuhören und die Gefühle und Gedanken zu erkennen, die das Verhalten und Befinden des Patienten bestimmen. Besondere Aufmerksamkeit sollte hierbei, wie bereits erwähnt, den spontanen Äußerungen gewidmet werden, die in vielen Fällen die entscheidenden Informationen für die Symptomenauswahl enthalten. Darüber hinaus sind weitere Informationen und Symptome in Erfahrung zu bringen, durch zusätzliche Fragen zur Hauptbeschwerde: *Welche Gedanken machen Sie sich über Ihre Krankheit? Wie fühlen Sie sich, wenn Sie diese Beschwerden haben? Wie gehen Sie mit Ihrer Krankheit um? etc.*

---

4 Bei der ausschließlichen Verschreibung auf die Geistes- und Gemütssymptomatik des Patienten bleiben die Orte und Modalitäten der Erkrankung für die Wahl des Heilmittels unberücksichtigt

Ein weiterer wichtiger Punkt in diesem Zusammenhang ist die Differenzierung von Geistes- und Gemütssymptomen des »Ortes« und des »Umgangs und der Einstellung«. Ein Fallbeispiel: Ein Patient klagt über Konzentrationsschwierigkeiten. Er sagt folgendes: »Mittlerweile mache ich mir wirklich Sorgen wegen meiner Konzentrationsschwäche. Ich habe sie jetzt schon seit so langer Zeit und obwohl ich schon so viele Therapien ausprobiert habe, spüre ich keine Besserung meiner Beschwerden«. Die Hauptbeschwerde des Patienten ist seine Konzentrationsstörung. Obwohl diese Beschwerde in eine Geistes- und Gemütsrubrik übersetzt werden kann, ist dies lediglich der »Ort« der Erkrankung, der jedoch von untergeordneter Bedeutung ist. Entscheidend sind der Umgang und die Einstellung des Patienten zu dieser Beschwerde, da sie die entscheidende Ebene darstellt, auf der sich das Heilmittel zeigt. In diesem Fall ist es die Sorge des Patienten, daß seine Beschwerden nicht abklingen, obwohl er bereits einige Therapien ausprobiert hat. Andere Reaktionen auf diese Symptomatik sind ebenfalls vorstellbar und würden zu einer anderen Arznei führen: Eine Patientin äußert etwa in Verbindung mit Konzentrationsstörungen die Angst vor einer unheilbaren Krankheit, eine andere wiederum könnte sich mit diesen Beschwerden abgefunden haben oder es als sehr unangenehm empfinden, wenn andere Menschen diese Beschwerden wahrnehmen. Diese Beispiele verdeutlichen, daß zwar der Ort der Erkrankung in allen Fällen der gleiche ist, der Umgang und die Einstellung jedoch völlig unterschiedlich sind. Aus diesem Grund benötigt jeder dieser Patienten ein anderes Arzneimittel zu seiner Heilung.

Dieser Sachverhalt wird ebenfalls im Alltag deutlich. Tagtäglich wird jeder von uns mit ähnlichen Situationen konfrontiert, und es sind der Umgang und die Einstellung zu diesen alltäglichen Dingen, die uns von anderen Menschen unterscheiden und unsere individuelle Reaktion bestimmen. Fragen wie »*Welche Gedanken machen Sie sich über Ihre Krankheit? Wie fühlen Sie sich, wenn Sie diese Beschwerden haben? Wie gehen Sie mit Ihrer Krankheit um?*« geben daher die notwendigen Informationen, um den Umgang und die Einstellung des Patienten seiner Hauptbeschwerde gegenüber einschätzen zu können.

Zum bestmöglichen Verständnis des geistig-emotionalen Zustandes des Patienten ist es also wichtig, diesen über seine Hauptbeschwerde berichten zu lassen. Zudem beinhaltet dieser Weg einen weiteren bedeutenden Vorteil bei der Arzneimittelsuche: Im Vergleich zur klassischen Art der Verschreibung muß der Patienten nicht mehr in dem Maße beeinflußt werden, Informationen über seine Person mitzuteilen. Die homöopathische Behandlung wird noch sanfter, da die Äußerungen in bezug auf seine Hauptbeschwerde ausreichend sind, um das Heilmittel zu bestimmen. Somit entscheidet nicht der Homöopath, über welche Beschwerden der Patient sprechen *muß*, sondern der Patient entscheidet, worüber er sprechen *möchte*. Um diesen Sachverhalt zu verdeutlichen, betrachten wir eine Patientin, die über Arthrose in den Fingergelenken klagt. In den ersten Minuten der Anamnese wird deutlich, daß sie zusätzlich unter starken Depressionen leidet. Auf die Frage, welche Beschwerde sie am stärksten beeinflußt und weshalb sie in die Sprechstunde kommt, wiederholt die Patientin, wegen der Arthrose in den Fingergelenken. Die SEHGAL-METHODE ermöglicht, daß die Symptome im Zusammenhang mit der Depression, sofern sie für die Patientin nicht das aktuelle Problem darstellt, vernachlässigt werden können. Trotzdem findet der Homöopath das richtige Arzneimittel für die Gesamtheit ihrer Beschwerden. Auf keine weiteren Informationen angewiesen, kann der Patientin die Freiheit gelassen werden, über ihre Depression zu sprechen, wenn es ihr persönliches Anliegen ist. Fazit: Es ist der Patient, der über seine subjektive Hauptbeschwerde zum Arzneimittel führt und damit nicht mehr unser Bestreben, den Patienten in eine Richtung zu lenken, von der wir meinen, daß sie wichtige Informationen für die Arzneimittelwahl enthält.

Wertigkeit der Arzneimittel

In dem Beispiel des Patienten mit den Kniebeschwerden (Kapitel: »Die Bedeutung der subjektiven Hauptbeschwerde«) wurde das Heilmittel über die Rubriken »Zorn, Unterbrechung durch« und »Getragen, Verlangen, schnell getragen zu werden« ausgewählt. Chammomilla ist die einzige Arznei, die alle ausgewählten Rubriken abdeckt. Diese Verfahrensweise wird in der SEHGAL-METHODE grundsätzlich angewendet,um das Heilmittel zu bestimmen. Es wird die Arznei verschrieben, die als *einzige* in allen ausgewählten Rubriken beinhaltet ist, womit die Wertigkeit der Arzneimittel in den Hintergrund tritt und unberücksichtigt bleiben kann. Diese Art der Auswahl des Heilmittel ist möglich und sinnvoll, da jede in einer Rubrik enthaltene Arznei, unabhängig von ihrer Wertigkeit, nach dem Ähnlichkeitsgesetz in der Lage ist, das jeweilige Symptom zu heilen. Die als *einzige* in den ausgewählten Rubriken enthaltende Arznei, ist damit auch die mit der höchsten Affinität zum Patienten. Denn nur diese Arznei hat eine Kombination der Rubriken im Arzneimittelversuch produziert, die als *präsent, hervorstechend, beständig und tatsächlich* im Verhalten und Befinden des Patienten erkannt worden ist.

Für den Fall, daß nach Entscheidung für einige Rubriken keine gemeinsame oder mehr als eine Arznei in diesen Rubriken enthalten ist, muß die Auswahl der zur Übersetzung herangezogenen Rubriken überprüft werden. Wurde kein übereinstimmendes Arzneimittel gefunden, ist nochmals abzuwägen, ob alle ausgewählten Rubriken tatsächlich von Bedeutung sind und ob nicht ähnliche Rubriken das Verhalten des Patienten besser beschreiben, um eine Übereinstimmug zu erzielen. Ist das Arzneimittel noch nicht eindeutig bestimmt, sollten weitere Rubriken zum Verhalten des Patienten gefunden werden, die dies ermöglichen. Ein Auszug aus der Geistes- und Gemütssymptomatik der Arzneimittel ist bei dieser Problematik hilfreich. Anhand dieses Auszuges der in Frage kommenden Mittel ist es möglich, das Verhalten des Patienten erneut zu betrachten und eventuell neue klärende, noch nicht beachtete Rubriken für die Arzneimittelwahl zu finden. Wer für diese Arbeit keinen Computer mit einem Homöopathie-Programm zur Verfügung hat, sei auf die »New Comprehensive Homoeopathic Materia Medica of Mind« von DR. H.L. CHITKARA verwiesen. In diesem wertvollen Buch sind alle Geistes- und Gemütssymptome aus dem Synthetischen Repertorium von Barthel und Klunker, sowie wichtige Nachträge von Dr. H.L. CHITKARA zusammengestellt.

Die Ausscheidungsreaktion

In der Homöopathie werden bislang zwei Dinge nach der Verabreichung der heilenden Arznei erwartet: die *Erstverschlimmerung* der Beschwerden, *dies bedeutet eine Verstärkung der bereits vorhandenen Symptome vor ihrer Heilung*, und eine Heilung im Sinne des *Hering´schen Heilungsgesetzes.* Constantin Hering hat das nach ihm benannte »Hering´sche Gesetz« über das Verschwinden der Symptome im Falle einer Heilung formuliert: Bei einer *echten* Heilung verschwinden die Symptome fortschreitend von oben nach unten, von innen nach außen und in umgekehrter Reihenfolge ihres Auftretens. Das heißt, daß eine wirklich heilende Therapie die Krankheit in aufeinander folgenden Etappen wieder durch die früheren Entwicklungsstufen zurückgehen läßt. Wie im Spiegel kann die pathologische Vergangenheit abgelesen und daran auch den Wert einer Therapie bestimmt werden. Dazu erläutert J.T. Kent in seinen Vorlesungen zum Organon: »Wenn der homöopathische Arzt am Krankenbett beobachtet, wie die ersten Symptome sind und welchen Verlauf dann die Krankheit nimmt, und wenn er dann nachher sieht, daß die Symptome nach Applikation seines Mittels nicht obigen Verlauf (Hering´sche Heilungsrichtung) nehmen, so weiß er sofort, wie wenig Wert seine Intervention hatte«. Somit vertritt J.T. Kent die Meinung, daß eine Heilung nach dem Hering´schen Gesetz ablaufen *muß,* damit der Homöopath sich auf die Wirksamkeit der verabreichten Arznei verlassen kann. Ähnliches gilt für die homöopathische Erstverschlimmerung. Ohne sie ist eine Heilung in der Homöopathie bislang unvollkommen. Beispielhaft zu erwähnen ist Georgos Vithoulkas, der in seinem Buch »Die wissenschaftliche Homöopathie« folgendes aussagt: »Von daher ist es begreiflich, daß wir – vor allem in chronischen Fällen – die homöopathische Erstverschlimmerung als wünschenswert bezeichnen. Homöopathen, die sie zu unterdrücken suchen, verhindern also im Grunde die Heilung. Wer glaubt oder lehrt, man müsse Mittel geben, die möglichst keine Erstreaktion hervorrufen, hat von der Homöopathie nichts verstanden«.

Begreiflich und notwendig ist die Erstverschlimmerung nur dann, wenn wir an unserer bisherigen Vorstellung über die Wirkungsweise der homöopathischen Arzneien festhalten. Bis heute wird die Heilwirkung dadurch erklärt, daß die gestörte Lebenskraft durch eine ähnliche Kunstkrankheit überstimmt wird. Innerhalb dieser Erklärung ist eine Erstverschlimmerung eine logische Folge des heilenden Arzneimittels. Diese Vorstellungen müssen jedoch im Hinblick auf die Erfahrungen mit der SEHGAL-METHODE überprüft werden.

In der SEHGAL-METHODE wird keine Heilung nach dem Hering´schen Heilungsgesetz beobachtet, und die Erstverschlimmerung der Beschwerden stellt kein Kriterium für das Heilmittel dar. Gemäß dieser Technik tritt nach der Gabe des Heilmittels eine Normalisierung der Geistes- und Gemütssymptome ein, auf die die Arznei hin verschrieben wurde. Nach dieser Normalisierung kommt es zur *Ausscheidungsreaktion* aus einem oder mehreren der natürlichen Ausscheidungsorgane mit einer vorzeitigen, gleichzeitigen oder verspäteten Linderung der zu behandelnden Beschwerden. Diese Ausscheidungsreaktion zeigt sich in erster Linie über die *Haut* in Form von unterschiedlichen Hautausschlägen, Fieber oder Schweiß,

den *Mund* als vermehrte Schleimbildung oder Erbrechen,

die *Nase* in Form von Ausflüssen unterschiedlicher Konsistenz und Farbe und Niesen,

den *Anus* in Form von Stühlen unterschiedlicher Beschaffenheit, Farbe, Geruch und Menge und auch Blähungen,

die *Blase* in Form von Urin unterschiedlicher Farbe, Geruch, Menge und auch durch Brennen beim Urinieren,

sowie in manchen Fällen über die *Ohren* und die *Augen* in Form von unterschiedlichen Ausflüssen.

Grundsätzlich unterliegen diese Ausscheidungen, die in Verbindung mit unterschiedlichsten Beschwerden wie Schmerzen oder allgemeinem Unwohlsein auftreten können, einer ***bestimmter Gesetzmäßigkeit:***

1. Die Dauer der Ausscheidungen beträgt immer eine ungerade Anzahl (1,3,5,7,9,11,13,15, etc.) von Minuten, Stunden oder Tagen.

2. Die Ausscheidungen lassen sich in drei Phasen unterteilen: eine Phase des Anstiegs, des Höhepunkts und des Abklingens. Im Falle eines Nasenausflusses bedeutet das zum Beispiel, daß dieser in der Phase des Anstiegs geringfügig und klar ist und den Patienten nur wenig stört. Bis zum Höhepunkt nimmt er an Intensität zu, wird gelblich-grün und beeinträchtigt den Patienten stark. Daraufhin klingt der Ausfluß ab und verschwindet vollständig. Die Erfahrung zeigt, daß der Patient in 90% der Fälle am Tage oder der Stunde des Gipfels der Ausscheidungsreaktion den Kontakt zum Homöopathen sucht. Je nachdem, wie lange die Ausscheidungsreaktion schon besteht, weiß der Homöopath damit in 90% der Fälle ebenso, wann die Beschwerden beendet sein werden. Er ist somit in der Lage den Patienten zu beruhigen und kann ihm versichern, daß seine Beschwerden nach einer gewissen Anzahl von Minuten, Stunden oder Tagen abklingen werden.

3. Die Ausscheidungen können nicht nur einmal auftreten, sondern sich mehrmals hintereinander ereignen, wobei die Intensität des Gipfels und die Dauer der Ausscheidung nach und nach abnehmen muß.

4. Nach jeder Ausscheidung muß sich eine Besserung der Beschwerden und des Allgemeinbefindens zeigen.

Die Entstehung von Krankheit und der Prozeß der Heilung

Die Arzneimittelverschreibungen auf die präsenten, hervorstechenden, beständigen und tatsächlichen Geistes- und Gemütssymptome, die über die ganz gewöhnlichen und typischen Aussagen gefunden werden,erzeugen Ausscheidungsreaktionen aus den natürlichen Ausscheidungsorganen, die zur Linderung der Beschwerden des Patienten führen.

Ein Fallbeispiel: Ein Patient leidet unter Ohrenschmerzen. Er sagt folgendes: »Ich habe Angst, daß die Schmerzen noch heftiger werden. Bitte geben Sie mir ein Medikament mit nach Hause, was ich gegebenenfalls noch nehmen kann, falls das jetzige ohne Wirkung bleibt«. Auf diese Äußerungen hin wird dem Patienten auf Grund der Rubriken »Furcht, Extravaganz, vor« und »vorsichtig« Opium in der C 30 verschrieben. Bereits nach 30 Minuten bessern sich seine Ohrenschmerzen und am nächsten Tag setzt ein Ausfluß aus der Nase ein, der drei Tage anhält.

Um eine Antwort auf die Frage zu finden, welche Funktion das Arzneimittel und die darauffolgende Ausscheidungsreaktion für die Heilung der Beschwerden des Patienten haben, ist es sinnvoll, die Ausscheidungen des Organismus zu betrachten, die täglich im Rahmen des natürlichen Stoffwechsels stattfinden. Über die instinktiv durch Verlangen und Abneigung gesteuerte Ernährung, wird ein Teil der aufgenommenen Nahrungsstoffe assimiliert (aufgenommen) und der Rest eliminiert (ausgeschieden). Dieser grundlegende Prozeß der Assimilation und Elimination findet innerhalb der natürlichen Physiologie statt und geschieht daher im Zustand der Gesundheit fortlaufend, automatisch und innerhalb einer gewissen natürlichen Routine. Wird der natürliche Ablauf dieses Prozesses jedoch gestört, hat das automatisch auch Folgen für das Befinden des Menschen, z.B. in Form von Gedanken und Befürchtungen, die ihn keine Ruhe finden lassen, bis die natürliche Routine wieder hergestellt ist. Ereignisse wie Wetterwechsel, Ärger, Kummer, etc. können Ursachen für diese Störungen sein, welche normalerweise selbst vom Organismus reguliert werden. Findet diese Regulierung jedoch nicht statt, kommt es zu Ansammlungen von Stoffwechselprodukten, die sich aufgrund der fehlenden Ausscheidung in Toxine umwandeln und zu degenerativen Krankheitsprozessen auf allen Ebenen des Organismusses führen können. *Krankheit ist demnach ein degenerativer Prozeß, der durch die vom Organismuss nicht eliminierten Toxine hervorgerufen wird.* Diese Toxine bilden die sichtbare Ursache für die Entstehung der Krankheit. Gleichzeitig ist zu berücksichtigen, daß die tatsächlichen Ursachen Ereignisse, wie Ärger, Kummer, Wetterwechsel etc. sind, die den Prozeß der Assimilation und Elimination stören und damit für die Entstehung der Toxine verantwortlich sind. Die Aufgabe und Wirkung des Heilmittels ist daher, den Organismus zu veranlassen, über zusätzliche Ausscheidungen diese Toxine zu eliminieren und infolgedessen die natürliche Routine der Assimilation und Elimination wiederherzustellen. Dies ist also der Grund für die Notwendigkeit einer Ausscheidungsreaktion aus den natürlichen Ausscheidungsorganen nach Gabe des Heilmittels.

Bis zu diesem Zeitpunkt sind die Zustände der Gesundheit, der Krankheit und des Prozesses der Heilung folgendermaßen definiert:

Gesundheit ist der Zustand, in dem der Prozeß der Assimilation und Elimination seiner natürlichen Routine folgt.

Krankheit ist der Zustand, in dem die Störung der natürlichen Physiologie der Elimination und Assimilation durch bestimmte Ereignisse zur Bildung von Toxinen führt, die degenerative Krankheitsprozesse im Organismus verursachen.

Heilung ist der Prozeß, der durch zusätzliche, den genannten Gesetzmäßigkeiten folgenden Ausscheidungsreaktionen herbeigeführt wird.

Die Definition des Zustandes der Gesundheit ist jedoch noch unvollständig, da der Selbstheilungsprozeß des Organismus erläutert werden muß. Wie bereits gezeigt wurde, reagiert der Organismus auf die Gabe des Heilmittels mit zusätzlichen Ausscheidungen, die bestimmten, im letzten Kapitel genannten Gesetzmäßigkeiten unterliegen. Diese Elimination verhindert die Bildung von Toxinen oder führt bereits gebildete Toxine ab. *Diese zusätzlichen Ausscheidungen sind ein Teil des Selbstheilungsprozesses, der im Zustand der Gesundheit selbständig ohne die Hilfe einer Arznei abläuft und der durch einen veränderten Assimilationsprozeß in Form von besonderen und übermäßigen Verlangen zur Ausgleichung von Defiziten im Stoffwechselhaushalt ergänzt wird.* Ist der Organismus also in der Lage, diese zusätzlichen Aufnahme- und Ausscheidungsprozesse selbständig aufrechtzuerhalten, bedarf er keiner Unterstützung durch ein Arzneimittel. Aus diesem Grund ist es von besonderer Wichtigkeit, vor jeder Behandlung zu entscheiden, ob es sich bei den zu behandelnden Erkrankungen um Selbstheilungsprozesse handelt oder um Krankheiten, die außerhalb der Selbstheilung stattfinden und damit einen degenerativen Krankheitsprozeß anzeigen. Somit kann der Zustand der Gesundheit wie folgt definiert werden: *Der Organismus befindet sich im Zustand der Gesundheit, solange er in der Lage ist, störende Ereignisse durch zusätzliche bestimmte Gesetzmäßigkeiten folgenden Ausscheidungs- und Aufnahmeprozessen zu kompensieren, um daraufhin wieder zu seiner natürlichen Routine im Stoffwechselgeschehen zurückzukehren.*

»Scheinbare« und »wirkliche« Krankheiten

Die Beschwerden, die als Ausscheidungsreaktionen im Zustand der Gesundheit auftreten, werden in der SEHGAL-METHODE »scheinbare« Krankheiten genannt. Sie können von allgemeinem Unwohlsein und verschiedenen Schmerzen begleitet sein, dürfen aber dennoch nicht behandelt werden, da sonst mit dieser Behandlung in den Selbstheilungsprozeß des Organismus eingegriffen würde. Die Notwendigkeit der Behandlung besteht ausschließlich in den Fällen, in denen der Organismus dem degenerativen, durch Toxine verursachten Krankheitsprozeß unterliegt. Dieser Prozeß zeigt sich in den »wirklichen« Krankheiten und schließt sowohl alle Erkrankungen (und damit auch Ausscheidungsreaktionen) ein, die außerhalb der genannten Gesetzmäßigkeiten verlaufen und damit zur Zerstörung des Organismus führen.

Die Unterscheidung des Krankheitsgeschehens in diese Kategorien beinhaltet zwei weitere wesentliche Unterschiede zu der klassischen Art der Verschreibung. Der SEHGAL-METHODE zufolge wird der Homöopath bereits zu Beginn der Behandlung auf Grund der genannten Gesetzmäßigkeiten entscheiden, ob ein wirkliches oder scheinbares Krankheitsgeschehen im Rahmen des Selbstheilungsmechanismus vorliegt. Im letzteren Fall wird nicht durch eine Arzneimittelgabe in das Geschehen eingegriffen. Das ist der erste Unterschied. Der zweite besteht darin, daß die Unterscheidung zwischen akuten und chronischen Krankheiten aufgegeben wird, die bislang jeweils auf verschiedene Ursachen zurückgeführt werden und damit ihr eigenes Arzneimittel zur Heilung benötigen. Die SEHGAL-METHODE verdeutlicht, daß diese unterschiedlichen Formen des Krankheitsverlaufes als Ausdruck des degenerativen Krankheitsgeschehens stattfinden können. Unabhängig davon, inwieweit sich die Degeneration schleichend über einen längeren Zeitraum (chronisch) oder plötzlich und heftig (akut) zeigt, ist es in jedem Fall auf die fehlende Elimination von Toxinen zurückzuführen. *Daher ist nur ein Arzneimittel notwendig, das immer mit Hilfe der Geistes- und Gemütssymptome, die präsent, hervorstechend, beständig und tatsächlich sind, ausgewählt und über die Aktivie-*

rung des Selbstheilungsprozesses zur Heilung der Gesamtheit der Beschwerden führen wird.

Der Vorgang der Unterdrückung

Der Vorgang der Unterdrückung erhält in der SEHGAL-METHODE ebenfalls eine differenziertere Bedeutung. »Unterdrücken« ist das Gegenteil von »ausdrücken«: jemand möchte einen Ausdruck finden oder etwas ausfließen lassen, doch dieser Vorgang wird verhindert und somit unterdrückt. *Eine Unterdrückung findet daher nur dann statt, wenn der Prozeß der Selbstheilung bzw. der Wiederherstellung des Gleichgewichts über die zusätzlichen Ausscheidungsreaktionen verhindert wird.* Nur in diesem Fall werden Ausscheidungsprodukte, die vom Organismus eleminiert werden sollen, am Ausfließen gehindert und führen über die so verbleibenden Toxine zu degenerativen Krankheitsprozessen.

In der klassischen Art der Verschreibung hingegen findet der Begriff der »Unterdrückung« ein anderes Verständnis. Der gerade vorherrschende Gesundheitszustand des Patienten ist demnach eine Folge der früher unterdrückten Krankheiten, die sich nach dem Hering´schen Heilungsgesetz bei der Heilung wieder in umgekehrter Reihenfolge ihrer Unterdrückung zeigen müssen. Hatte beispielsweise ein Patient früher eine Neurodermitis, auf deren Behandlung hin ein Asthma auftrat, ist das Asthma nach der klassischen Vorstellung eine Folge der unterdrückten Neurodermitis, die während der Heilung wieder erscheinen muß. Da bei diesem Vorgang die Krankheiten jedoch nicht als Ausscheidungen dienen, sondern lediglich eine Folge des degenerativen Prozesses darstellen, kann nicht von dem Vorgang der Unterdrückung gesprochen werden. Die Neurodermitis und später auch das Asthma sind eben keine Versuche des Organismus, die für diese Krankheit verantwortlichen Toxine auszuscheiden, sondern beide Krankheiten sind eine Folge dieser Toxine.

In diesem Zusammenhang wird auch ersichtlich, warum der Heilungsprozeß, worauf bereits in dem Kapitel »Heilungsrichtung und die Erstverschlimmerung der Beschwerden« hingewiesen wurde, nicht nach dem Hering´schen Heilungsgesetz ablaufen muß. Diese Gesetzmäßigkeit beruht auf einem Verständnis des Vorganges der Unterdrükkung, der in Wirklichkeit keine Unterdrückung darstellt. Um es nochmals zu betonen, die »wirklichen« Krankheiten können nicht unterdrückt werden, sondern verändern durch eine fehlerhafte Behandlung lediglich ihre Form und ihr Aussehen. Eine Unterdrückung geschieht ausschließlich, indem die im Rahmen des Selbstheilungsprozesses unternommenen Versuche der Ausscheidung des Organismus verhindert werden. Aus diesem Grund ist es von besonderer Bedeutung, die Ausscheidungsprozesse des Organismus zu erkennen und nicht in ihren Ablauf einzugreifen.

Beobachtung des Fallverlaufs

Bei der Beobachtung des Fallverlaufs richten wir unsere Aufmerksamkeit in erster Linie auf folgende Faktoren:

- **die Geistes- und Gemütssymptome, auf die wir die Arznei verschrieben haben. Diese Symptome sind der erste Indikator für die Wirksamkeit des Heilmittels und sollten deshalb als erstes bei der Folgebehandlung überprüft werden.**
- **die speziellen Beschwerden oder Erkrankungen des Patienten**

- **die Ausscheidungsreaktionen aus einem oder mehreren der natürlichen Ausscheidungsorgane**

Grundsätzlich können drei Reaktionen auf die Arzneimittelgabe unterschieden werden:

1. die **positive** Reaktion: Diese zeigt sich in einer Normalisierung der Geistes- und Gemütssymptome, auf denen die Mittelwahl beruht sowie in einer Linderung der zu behandelnden Symptomatik des Patienten. Während oder nach der Linderung setzt eine den Gesetzmäßigkeiten folgende *Ausscheidungsreaktion* über eine oder mehrere der natürlichen Ausscheidungsorgane des Organismus ein. In manchen Fällen kann innerhalb der positiven Reaktion auch eine zeitweise Verschlimmerung der speziellen Beschwerden des Patienten beobachtet werden, die jedoch nicht beunruhigend ist, solange die Geistes- und Gemütssymptomatik normalisiert wird.

   Wird eine positive Reaktion auf das Arzneimittel festgestellt, *darf* die Wirkung der Arznei nicht durch eine zu frühe Wiederholung oder eine neue Mittelgabe unterbrochen werden. Diese Gefahr besteht vor allen Dingen in den Fällen, in denen es im Rahmen des Selbstheilungsprozesses zu heftigen und wiederholten Ausscheidungsreaktionen kommt. In diesen Fällen können immer wieder neue Arzneimittel an der Oberfläche erscheinen oder die zu behandelnden Beschwerden in abgeschwächter Form wiederkehren. Aus diesem Grund muß der Krankheitsverlauf unter Berücksichtigung der genannten Gesetzmäßigkeiten präzise beobachtet werden, um die Sicherheit und Zuversicht zu bewahren, daß der Organismus sich in dem Prozeß der Heilung befindet.

2. die **negative** Reaktion: Die Mittelgabe führt zu einer Verschlimmerung oder Linderung der speziellen Be-

schwerden, wobei es zu keiner Normalisierung der Geistes- und Gemütssymptome, auf der die Arzneimittelwahl beruht, kommt und eine Ausscheidungsreaktion ausbleibt. In diesem Fall ist das Arzneimittel nicht das Heilmittel und die Verschreibung muß überprüft werden.

3. die **neutrale** Reaktion: In diesem Fall bleibt der gesamte Zustand des Patienten unverändert. Sind die Geistes- und Gemütssymptome noch immer präsent, hervorstechend, beständig und tatsächlich, sollte die Potenz des Arzneimittels erhöht werden.

Die Dosierung

Die Homöopathie unterscheidet sich von allen anderen Behandlungsweisen durch die Anwendung des Ähnlichkeitsgesetzes, den Gebrauch von potenzierten Arzneien und durch die Arzneimittelprüfung am Gesunden. Die *Verbindung* dieser drei Eckpfeiler macht die homöopathische Behandlung aus. Diese Kriterien stellen den Leitfaden dar, nach dem jeder Homöopath das Heilmittel zu finden versucht und sich Klarheit über seine Handlungen verschafft. Bezüglich der Dosierung gibt es jedoch viele unterschiedliche Meinungen und Vorstellungen, wie und in welcher Potenz die Arznei verabreicht werden sollte.

Die *Einzelmittelgabe* vorausgesetzt, ist die Entscheidung bezüglich der Verwendung von *stofflichen* und *nicht-stofflichen* Arzneien die wesentliche Frage, die für die Mittelgabe getroffen werden muß. Die Grenze zwischen Stofflichkeit und Nicht-Stofflichkeit (Avogadrosche Zahl) beinhaltet auch die Unterscheidung zwischen allopathischer und homöopathischer Therapie. Diese Grenze ist überschritten, wenn absolut kein Molekül der Wirksubstanz mehr in der Arznei vorhanden ist. Solange dies nicht der Fall ist, handelt es sich um ein stoffliches Medikament und es wird in diesem wesentlichen Punkt allopathisch behandelt. Aus diesem Grund sollten *in der homöopathischen Therapie ausschließlich nicht-stoffliche Arzneimittel verwendet werden. Damit ist die Loslösung von der allopathischen Behandlung vollkommen.*

Dr. SEHGAL vertritt in seinen Büchern die Meinung, mit einer Einzelgabe der C 30 den Fall zu beginnen und dieselbe Arznei gegebenenfalls bis zur CM zu steigern. Meiner Meinung nach ist die Einzelgabe der C 30 in vielen Fällen nicht ausreichend, um deutliche Resultate bei den Beschwerden des Patienten zu erzielen. Nach Verabreichung des Mittels bleibt es somit oftmals unklar, ob die Arznei auch tatsächlich die heilende Arznei ist und wir benötigen einen längeren Zeitraum für die Beurteilung des Falles. Mein Vorschlag ist es daher, den Fall mit der Einzelgabe der C 1000 eines Arzneimittels zu beginnen. Damit kann die Wirksamkeit der Arznei schnell überprüft und zudem ein mehrmaliger Wechsel der Potenz vermieden werden. Ist die C 1000 nicht ausreichend, um den Fall endgültig zu heilen, kann die Potenz bis zur C 100000 gesteigert und falls notwendig nach der C 100000 erneut mit der C 30 des Arzneimittels begonnen werden.

Zusammenfassung

Vor der Betrachtung der Interpretationen der Rubriken und einiger Fallbeispiele, werden im folgenden noch einmal die wichtigsten Kriterien der SEHGAL-METHODE zusammengefaßt:

- **das Verständnis der Entstehung von Krankheit und des Prozesses der Heilung auf den grundlegenden Stoffwechselfunktionen der Elimination und Assimilation**
- **das neue Verständnis des Vorgangs der Unterdrückung**
- **die überaus wichtige Unterscheidung zwischen »wirklichen« und »scheinbaren« Krankheiten**
- **die Notwendigkeit einer, unter bestimmten Gesetzmäßigkeiten verlaufenden Ausscheidungsreaktion**
- **die Betonung des Selbstheilungsprozesses des Organismus**
- **die Auswahl des Arzneimittels aufgrund der in den ganz gewöhnlichen und typischen Aussagen des Patienten über seine Krankheit enthaltenden Geistes- und Gemütssymptome, die präsent, hervorstechend, beständig und tatsächlich sind**
- **die Bedeutung der unmittelbaren Wahrnehmung mit dem Ziel, die gegenwärtigen Emotionen und Gedanken des Patienten direkt zu erfassen, um eine möglichst sichere Arzneimittelverschreibung auf der höchsten Ebene des Menschen zu erreichen**
- **die Betonung der Definition und Interpretation der einzelnen Geistes- und Gemütsrubriken des Repertoriums.**

Teil 2

Die Rubriken

Bereits im ersten Teil dieses Buches wurde darauf hingewiesen, wie bedeutsam das Verständnis der einzelnen Rubriken für die Arbeit mit der SEHGAL-METHODE ist. In diesem Teil wird eine Auswahl von 190 Geistes- und Gemütsrubriken interpretiert und anhand von Beispielen aus der Praxis verdeutlicht. Bei diesen Interpretationen und Anwendungsmöglichkeiten ist zu beachten, daß auf Vollständigkeit verzichtet werden muß und nur ein wesentlicher Teil der Möglichkeiten, diese Rubriken zu deuten und anzuwenden, dargestellt wird. Jeder Therapeut ist daher aufgefordert, seine eigenen Interpretationen zu finden und durch die Anwendung in der Praxis zu bestätigen.

Die Rubriken werden aus dem »Synthesis, Repertorium homeopathicum syntheticum« vom Hahnemann Institut entnommen. Unter jeder Rubrik ist die entsprechende englische Rubrik aufgeführt, die aus dem »Synthetischen Repertorium« von H. Barthel und Klunker stammt. Außerdem wurden Ergänzungen aus dem »Complete Repertory von Roger van Zandvoort« übernommen. Bei einigen Rubriken erschien es sinnvoll, die englischen Originalrubriken mit Hilfe eines Wörterbuches selbst zu übersetzen, um die gesamte Bedeutungsfülle der englischen Sprache auszuschöpfen und um Korrekturen an der deutschen Übersetzung vorzunehmen.

Die Anordnung der Rubriken erfolgt in alphabetischer Reihenfolge, wobei zur Differenzierung ähnlicher Rubriken diese in die Struktur eingeführt werden. Diese zur Differenzierung verwendeten Rubriken sind in der alphabetischen Struktur mit einem entsprechenden Querverweis wiederzufinden. In den Rubriken, in denen sich nur ein Arzneimittel befindet, wird dieses Arzneimittel aufgeführt. Außerdem ist jede Rubrik mit einem Großbuchstaben versehen, anhand dessen erkennbar wird, wie häufig diese Rubrik in der Praxis ihre Anwendung findet. Die Beispiele zur Verdeutlichung der Bedeutung einer Rubrik sind aus der Praxis entnommen und wurden sprachlich in ihrer ursprünglichen Form belassen. Folgende Abkürzungen werden verwendet:

Inter.	Interpretation
>	siehe unter
⇒	Differenzierung einer ähnlichen Rubrik
amel.	Verbesserung
agg.	Verschlechterung
A	sehr häufig verwendete Rubriken
B	häufig verwendete Rubriken
C	weniger häufig verwendete Rubriken
D	selten verwendete Rubriken

Index der Rubriken

1. Abergläubisch
2. Angst
3. Angst, andere, um
4. Angst, Erfolg, Angst durch Zweifel am > *65*
5. Angst, erwartet wird, wenn etwas von ihm > *17*
6. Angst, Erwartungsspannung, durch > *17*
7. Angst, Geschäfte, über > *65*
8. Antwortet, denkt lange nach > *119*
9. Antwortet, wiederholt erst die Frage
10. Aufzuhetzen, anstacheln, andere
11. Beindrucken, empfänglich für Eindrücke; unangenehm beeindruckt von allem
12. Berührt zu werden, Abneigung > *187*
13. Beschäftigung, amel.
14. Beschimpfen, beleidigen, schmähen
15. Beschimpfen, beleidigen, schmähen, Kinder beschimpfen ihre Eltern
16. Beschwerden durch: Entrüstung > *37*
17. Beschwerden durch: Erwartungsspannung
18. Beschwerden durch: Sorgen, Kummer
19. Beschwerden durch: Verlegenheit
20. Betäubung, weiß nicht, wo er ist
21. Bett, Abneigung gegen das, meidet es
22. Bett bleiben, möchte im
23. Bewußtlosigkeit, Schreien, unterbrochen durch > *80*
24. Delirium, Schreien, mit, Hilfe um > *137/163*
25. Delirium, Schuld, gibt sich selbst, für seine Narrheit > *172*
26. Diktatorisch, herrschsüchtig, dogmatisch, despotisch > *96*
27. Droht
28. Dunkelheit, agg. > *52*
29. Eifersucht > *108*
30. Empfindlich, äußere Eindrücke, gegen alle
31. Empfindlich, Berührung, gegen > *187*
32. Empfindlich, geistig, Eindrücke, gegen geistige
33. Empfindlich, Grobheiten gegen
34. Empfindlich, moralische Eindrücke, gegen
35. Empfindlich, Schmerzen, gegen

36. Empfindlich, Sinneseindrücke, gegen
37. Entrüstung
38. Entrüstung, Unbehagen, durch allgemeines
39. Erkennt alles, kann sich aber nicht bewegen (Katalepsie)
40. Ermahnungen, agg.
41. Erregung, amel. > *13*
42. Erzählen der Symptome, agg.
43. Fassung gebracht, verwirrt, außer
44. Feilschen
45. Fliehen, versucht zu
46. Fliehen, versucht zu, Fenster, aus dem
47. Frivol > *92*
48. Furcht > *2*
49. Furcht, abergläubisch > *1*
50. Furcht, Armut, vor > *58*
51. Furcht, bemerken, man würde ihren Zustand > *68*
52. Furcht, vor Dunkelheit
53. Furcht, entstellt zu werden
54. Furcht, Extravaganz, vor
55. Furcht, genesen, er werde nicht
56. Furcht, Gesellschaft, um seine Stellung in der
57. Furcht, Gesundheit, ruiniert habe, daß sie sich ihre
58. Furcht, Leiden, vor
59. Furcht, Selbstkontrolle zu verlieren, die
60. Furcht, unerklärlich, unbestimmt
61. Furcht, Unheil, vor
62. Furcht, verletzt, zu werden > *58*
63. Furcht, Verletzung, selbst verletzt zu werden > *58*
64. Furcht, verraten, zu werden / Furcht, verkauft zu werden
65. Furcht, Ziel nicht zu erreichen, sein
66. Gedanken, zwei Gedankengänge > *182*
67. Gedanken versunken in, werden soll, was aus ihm
68. Geheimnistuerisch, verschlossen
69. Geschäft, unfähig zu > *160*
70. Gesellschaft, Abneigung gegen, Anblick von Menschen, vermeidet den, liegt mit geschlossenen Augen
71. Gesellschaft, Abneigung gegen, Verlangen nach Einsamkeit, liegt mit geschlossenen Augen

72. Gesten, Gebärden, macht greifen(=nach etwas haschen, nach Flocken greifen, Flockenlesen)
73. Gesund, sagt er sei gesund, krank ist, wenn er sehr
74. Getragen, Verlangen getragen zu werden
75. Getragen, Verlangen getragen zu werden, langsam
76. Getragen, Verlangen getragen zu werden, schnell
77. Gewissenhaft, peinlich genau in bezug auf Kleinigkeiten > *34*
78. Geziertheit, Affektiertheit
79. Gleichgültigkeit, Genesung, gegenüber seiner > *76*
80. Gleichgültigkeit, Leiden gegen /Gleichgültigkeit, klagt nicht
81. Gleichgültigkeit, liegt mit geschlossenen Augen > *80*
82. Gleichgültigkeit, persönliche Erscheinung, sein Äußeres, gegen die
83. Gleichgültigkeit, Vorwürfe, gegen alle
84. Gleichgültigkeit, Wünsche noch irgendeinen Wille, hat weder
85. Halten, gehalten zu werden, Verlangen > *45*
86. Halten, gehalten:amel. wenn er gehalten wird > *45*
87. Heiterkeit, erinnern; kann sich an längst Vergessenes
88. Herausfordernd
89. Herzlichkeit
90. Heuchelei > *78*
91. Hilflosigkeit, Gefühl der > *39*
92. Hoffnung, voller
93. Impertinenz, Unverschämtheit
94. Jammern, Lamentieren
95. Kinder, wachsame Kinder, die auf jede Geste achten
96. Klammert sich, Personen oder Möbel, an
97. Klammern, hält sich an anderen fest > *96*
98. Klammern, Kind, erwacht mit Entsetzen, erkennt niemanden,brüllt und klammert sich an die Umstehenden
99. Kummer, still > *136*
100. Lachen, Sprechen beim
101. Lachon, unwillkürlich
102. Langeweile
103. Launenhaftigkeit
104. Licht, meidet

105. Licht, Verlangen nach
106. Mutig
107. Nackt sein, möchte
108. Neid
109. Neugierig
110. Reisen, Verlangen nach
111. Reizbarkeit, Anstrengung, durch
112. Reizbarkeit, Geschäft, in bezug auf das
113. Reizbarkeit, Schmerzen, bei den
114. Ruhe: kann nicht ruhen, wenn Dinge nicht am richtigen Platz sind
115. Ruhe, Verlangen nach
116. Ruhelosigkeit, Schmerzen durch
117. Schließen der Augen amel. > *80*
118. Schreien, Hilfe um > *163*
119. Selbstbetrachtung
120. Simuliert, krank zu sein
121. Sorgen, voller
122. Sorgen, voller, andere, um > *3*
123. Sorgen, voller, häusliche Angelegenheiten um
124. Sorgen, voller, Symptome verschwinden während der Sorgen
125. Sorgsamkeit, Sorgfalt > *147*
126. Spricht Geschäft, vom > *7*
127. Still sein, seine Ruhe haben, möchte > *115*
128. Still sein, Ruhe und Stille, verlangt nach > *115*
129. Stimmung, abweisend, zurückweisend
130. Störung, Abneigung gegen
131. Stumpfheit, Fragen nur, nachdem sie wiederholt werden > *9*
132. Tastet, wie im Dunkeln umher > *175*
133. Taten, große Taten vollbringen, Gefühl, als könne er
134. Theoretisieren > *175*
135. Töten, Verlangen zu
136. Traurigkeit, still
137. Ungeduld, Schmerzen durch
138. Ungehorsam > *83*
139. Vergnügen, Abneigung gegen
140. Vergnügen, Verlangen nach

141. Verlangen, guten Meinung anderer, nach der
142. Verlangen, Ruhe und Frieden, nach > *115*
143. Verlangen Sonne, Licht und Gesellschaft, nach
144. Verstecken, Verlangen, sich zu > *68*
145. Versteckt Gegenstände > *68*
146. Verzweiflung, Genesung, in bezug auf
147. Vorsichtig
148. Vorsichtig, ängstlich
149. Wachsam
150. Wahnidee
151. Wahnidee, angeklagt, glaubt sie sei
152. Wahnidee, Ansammlungen von Dingen, Schwärmen, Menschenmengen, etc.
153. Wahnidee, Arbeit, gehindert, er würde an der Arbeit > *133*
154. Wahnidee, Arbeit, hart, arbeitet
155. Wahnidee, arm, er sei
156. Wahnidee, dünn, er werde
157. Wahnidee, dünn, Körper sei
158. Wahnidee, elend aussehen (beim Blick in den Spiegel) sie würde
159. Wahnidee, Feind, Ruhe, der Feind gestattet ihm keine
160. Wahnidee, Geschäft, normalen Geschäften nachgehen, sie würde
161. Wahnidee, Geschäft, unfähig zu, er sei
162. Wahnidee, geschwollen, er sei
163. Wahnidee, Hilfe, ruft um
164. Wahnidee, Körper, verunstaltet, irgendein Teil sei
165. Wahnidee, krank, sein, krank zu
166. Wahnidee, krank, arbeitet darum nicht
167. Wahnidee, kritisiert, sie wird
168. Wahnidee, Reichtum von >*73*
169. Wahnidee, schön, sie sei schön und wünscht es sich
170. Wahnidee, sonderbar, merkwürdig, alles ist
171. Wahnidee, Stellung, nicht geeignet, sie sei für ihre:
172. Wahnidee, Unrecht, begangen, er habe Unrecht:
173. Wahnidee, Unrecht, erlitten, er habe Unrecht:
174. Wahnidee, vergangenen Ereignissen; von lange
175. Wahnidee, Verletzung, verletzt er sei
176. Wahnidee, Verletzung, Umgebung, durch seine

177. Wahnidee, Verletzung, werden, würde gleich verletzt
178. Wandern, Verlangen zu > *110*
179. Weinen, Berührung, bei > *187*
180. Weinen, verweigert wird; wenn etwas > *181*
181. Weinen, Widerspruch, bei
182. Widerstreit mit sich selbst
183. Widerwillen
184. Wille, Muskeln gehorchen dem Willen nicht, wenn die Aufmerksamkeit abgelenkt wird
185. Wille, widersprüchlicher > *182*
186. Wille, zwei Willen, Gefühl, er habe > *182*
187. Zorn, Berührung, bei > *187*
188. Zorn, Unterbrechung, durch > *130*
189. Zorn, Widerspruch, bei
190. Zweifel, Genesung, in bezug auf > *146*

Die Interpretation der Rubriken

1. Abergläubisch **B**

Superstitious

abergläubisch: ohne logische Begründung an etwas glauben

Inter.: Ohne logischen Hintergrund an etwas glauben oder von etwas überzeugt sein.

Beispiel: (1) Patient: »Ich komme zu Ihnen, weil Sie meinen Freund geheilt haben.Wenn Sie ihm helfen konnten, dann können Sie mir bestimmt auch helfen«.
(2) Patient: »Wenn ich einen anderen Menschen mit ähnlichen Symptomen, wie ich sie habe, sehe, bin ich überzeugt davon, daß ich dieselbe Krankheit habe wie er«.

⇒ Furcht, abergläubisch **B**

Fear, superstitious

Furcht: Angst angesichts einer bestimmten Bedrohung oder Gefahr siehe > 2

abergläubisch: ohne logische Begründung

Inter.: Angst vor etwas haben, ohne eine logische Erklärung dafür zu finden.

Beispiel: (1) Patient: »Jede Ungerechtigkeit, die ich begangen habe, wird auf mich zurückfallen. Davor habe ich Angst«.
Homöopath: »Warum glauben Sie das?«
Patient: »Ich weiß es nicht, daß ist einfach so«.
(2) Patient: »Letztes Jahr um diese Zeit habe ich auch meine Beschwerden bekommen. Jetzt habe ich Angst, sie wiederzubekommen«.
Homöopath: »Gibt es dafür einen Grund?«
Patient: »Nein, eigentlich nicht, es ist nur so ein Gefühl«.
(3) Patient: »Meinen Sie nicht, daß es sich bei diesem Ekzem auch um Krebs handeln könnte?«

D **2. Angst**
Anxiety

Angst: mit Bedrängung, Beklemmung, Erregung einhergehender Gefühlszustand (angesichts einer Gefahr); undeutliches Gefühl des Bedrohtseins

Inter.: Angst äußert sich durch ein allgemeines Unbehagen und kann nicht näher bestimmt werden.

Beispiel: Patient: »Was wird aus mir werden? Wohin wird mich mein Leben führen? das sind die Fragen, die mich ständig beunruhigen«.

D **⇒ Furcht**
Fear

Furcht: Angst angesichts einer bestimmten Bedrohung oder Gefahr

Inter.: Das Objekt der Furcht ist bestimmbar. Das bedeutet, zuvor schon einmal mit dem Auslöser der Furcht in Berührung gekommen zu sein, sei es durch eigene Erfahrungen oder durch Schilderungen anderer.

Beispiel: (1) Patient: »Ich fürchte mich vor dieser Operation, weil ich von meinen Bekannten gehört habe, wie schmerzhaft eine Operation dieser Art sein kann«.
(2) Patient: »Unser Kind fürchtet sich vor Hunden, seit es von dem Hund unserer Nachbarn gebissen wurde«.

B **3. Angst, andere, um**
Anxiety, others for

Angst: mit Bedrängung, Beklemmung, Erregung einhergehender Gefühlszustand (angesichts einer Gefahr); undeutliches Gefühl des Bedrohtseins

andere: nicht gleich mit einem selbst

Inter.: Besorgt sein, um das Wohlergehen anderer Menschen und sich selbst und seine eigenen Belange dabei vernachlässigen.

Beispiel: (1) »Seitdem ich krank bin mache ich mir Sorgen um meine Großmutter. Wer kümmert sich um sie, wenn ich es nicht mehr kann?« Dies sagt eine schwerkranke Patientin, die sich eigentlich um ihren eigenen Zustand Sorgen machen sollte.
(2) »Ich mache mir Sorgen um meinen Mann, er arbeitet im Moment zu viel«.

⇒ **Sorgen, voller, andere um** **C**

Cares, full of, about others

Sorgen: bedrückendes Gefühl der Angst und Unruhe um jemandes Wohlergehen

voller: angefüllt mit

andere: nicht gleich mit einem selbst

Inter.: *Ständig* in Sorge um das Wohlergehen anderer Menschen sein. Die Sorge um andere ist in dieser Rubrik *ständig* vorhanden und nicht, wie in der Rubrik »Angst, andere, um« auf eine bestimmte Situation bezogen.

Beispiel.: (1) Patient: »Ich mache mir ständig Gedanken, ob es meinen Bekannten gut geht«.
(2) Patient: »Meine Kinder sollen es einmal besser haben als ich, deshalb sorge ich mich ständig um sie«.

4. Angst, Erfolg, Angst durch Zweifel am > 65

5. Angst, erwartet wird, wenn etwas von ihm > 17

6. Angst, Erwartungsspannung, durch > 17

B **7. Angst, Geschäfte, über**
Anxiety, business, about

Angst: mit Bedrängung, Beklemmung, Erregung einhergehender Gefühlszustand (angesichts einer Gefahr); undeutliches Gefühl des Bedrohtseins

Geschäft: die hauptsächliche Aufgabe, die man im Leben zu verrichten hat, seine Pflicht. Das muß nicht unbedingt eine Arbeit sein, für die man bezahlt wird.

Inter.: Allgemeines Unbehagen über etwas, das mit dem Geschäft in Beziehung steht.

Beispiel: (1) Jemand, der sich in geschäftlicher Hinsicht Ziele setzt und nicht weiß, ob er sie erreichen kann und deshalb besorgt ist.
(2) Homöopath: »Warum arbeiten Sie weiter, wenn Sie so krank sind?« Patient: »Heutzutage kann man nie wissen, was mit seinem Job passiert«.
(3) Patient: »Ich mache mir Gedanken, was mit meiner Arbeit wird, wenn ich weiterhin arbeitsunfähig bleibe«.

B ⇒ **Spricht, Geschäft, vom**
Talks, business, of

sprechen: seine Gedanken durch Worte äußern

Inter.: Über oder von seinem Geschäft mit anderen sprechen, wodurch die Wichtigkeit der geschäftlichen Angelegenheiten ersichtlich wird.

Beispiel: (1) Ein Patient kommt in die Anamnese und erzählt sofort von den Problemen seiner Arbeit. Auf die Frage, ob er deshalb kommen würde, sagt er: »Nein, aber meine Arbeit ist das Wichtigste in meinem Leben und ich spreche eigentlich ständig darüber«.
(2) Patient: »Meine Arbeit leidet unter diesen Beschwerden. Ich bin zwar nicht besorgt, aber ich merke einfach, daß ich nicht mehr so leistungsfähig bin wie zuvor«.

8. Antwortet, denkt lange nach > 119

9. Antwortet, wiederholt erst die Frage **C**

Answers, repeats the question first

antworten: Antwort geben, sich rückäußern

wiederholen: nochmals ausführen, durchführen

Frage: eine Antwort, Auskunft, Erklärung, Entscheidung oder ähnliches fordernde Äußerung, mit der sich jemand an jemanden wendet

Inter.: Vor Beantwortung einer Frage wird diese wiederholt, um eine Bestätigung des Fragenden zu bekommen oder, um sich selbst nochmal die Frage zu verdeutlichen.

Beispiel: Homöopath: »Hängt Ihre Erkrankung mit Ihrer Situation in der Familie zusammen?« Patient: »Sie wollen wissen, ob meine Erkrankung mit der familiären Situation zusammenhängt?«

⇒ **Stumpfheit, versteht Fragen nur, nachdem sie wiederholt werden** **C**

Dullness, understands questions only after repetition

Stumpfheit: Betäubung, Trägheit

verstehen: den Sinn von etwas erfassen; etwas begreifen

Frage: eine Antwort, Auskunft, Erklärung, Entscheidung oder ähnliches fordernde Äußerung, mit der sich jemand an jemanden wendet

Inter.: Die Auffassungsgabe ist eingeschränkt, die Wahrnehmung ist langsam und verzögert. Aus diesem Grund soll die Frage wiederholt werden, um den Sinn der Frage verstehen zu können.

Beispiel: Patient: »Entschuldigen Sie bitte, aber ich konnte Ihrer Frage nicht folgen. Können Sie sie nochmals wiederholen?«

C 10. Aufzuhetzen, anstacheln, andere

Inciting, others hyos.

aufhetzen: aufwiegeln, den Funken entfachen

anstacheln: drängen, beschleunigen, beeinflussen

andere: nicht gleich mit einem selbst

Inter.: Andere zu bestimmten Handlungen und Taten drängen, anspornen oder anregen (und sich selbst dabei im Hintergrund halten).

Beispiel: (1) Patient: »Ich möchte sofort einen Termin. Ich kann nicht mehr warten«.
Homöopath: »Ich habe diese Woche keinen Termin mehr frei«.
»Es ist aber dringend, es ist ein Notfall, jetzt versuchen Sie doch, mich noch dazwischen zu schieben«.
(2) »Unser Sohn drängt die anderen Kinder immer dazu, irgendwelchen Unsinn zu machen. Außerdem hetzt er die Kinder gegeneinander auf, hält sich aber selbst bei Raufereien zurück«.
(3) Patient: »Sie müssen mir sofort ein Medikament geben!«
Homöopath: »Aber ich habe Ihnen doch schon gesagt, daß ich diese Beschwerden nicht behandeln kann, da sie eine Ausscheidungsreaktion darstellen«.
Patient: »Das ist mir gleichgültig, unternehmen Sie etwas!«

C 11. Beeindrucken, empfänglich für Eindrücke, unangenehm beeindruckt von allem

(keine englische Rubrik vorhanden) con.

beeindrucken: auf jemanden einen starken Eindruck machen; eine nachhaltige Wirkung haben

empfänglich: von außen kommenden Einwirkungen leicht zugänglich sein

Eindrücke: im Bewußtsein haftende, prägende Wirkung von etwas Wahrgenommenen, Erfahrenem

unangenehm: nicht wohltuend; nicht erfreulich

von allem: Gesamtheit der Eindrücke, denen man ausgesetzt ist

Inter.: Die Gesamtheit der Eindrücke hat eine nachhaltig negative Wirkung auf die Anschauung des Ganzen. *Alles* wird als schlecht, unerträglich, ärgerlich, etc. angesehen.

Beispiel: (1) Patient: »Die ganze heutige Gesellschaft ist schlecht. Es gibt einfach nichts Positives mehr auf dieser Welt«.
(2) Eine Mutter sagt über ihren 17 jährigen Sohn, daß er einfach »alles ätzend« findet.

12. Berührt zu werden, Abneigung > 187

13. Beschäftigung, amel. C

Occupation, amel.

Beschäftigung: Tätigkeit,mit der jemand seine Frei- oder Arbeitszeit ausfüllt

amel.: Linderung verschaffend

Inter.: Sämtliche Dinge können der Beschäftigung dienen, so z.B. Gedanken, Ideen, Theorien, etc. Es ist nicht wichtig, ob diese Tätigkeit Freude oder Spaß macht, entscheidend ist, daß die Zeit ausgefüllt wird und dadurch die Beschwerden gelindert werden.

Beispiel: »Wenn ich meine Hausarbeit mache, werden meine Kopfschmerzen besser. Überhaupt werden meine Beschwerden gelindert, wenn ich irgendetwas unternehme. Das muß gar nichts Besonderes sein, Hauptsache ist, daß ich mich irgendwie beschäftige«.

C ⇒ **Erregung, amel.**
Excitement, amel.

Erregung: Zustand heftiger Gefühls- und Gemütsbewegung

Inter.: Die Dinge, die die Routine des Alltag unterbrechen, erregen Gefühle und verschaffen Linderung der Beschwerden.

Beispiel: Patient: »Gestern beim Fernsehen schauen waren meine Beschwerden fast verschwunden«.
Homöopath: »Weshalb kam es zu dieser Linderung?«
Patient: »Ich bin Fußball-Fan, und gestern war ein wichtiges Spiel meiner Mannschaft zu sehen. Ich habe mitgefiebert und dabei fast meine Beschwerden vergessen«.

C 14. **Beschimpfen, beleidigen, schmähen**
Abusive
(abusive: mißbräuchlich; beleidigend)

beschimpfen: mit groben Worten schmähen

mißbrauchen: etwas falsch, nicht seiner eigentlichen Bestimmung oder seinem eigentlichen Verwendungszweck entsprechend gebrauchen, verwenden

Inter.: 1. Seine Position, seine Stellung oder seine Autorität mißbrauchen, um dadurch einen Vorteil zu erzielen. 2. Andere Menschen beschimpfen.

Beispiel: zu (1) Patient: »Unser Großvater nutzt seine Stellung als alter Mann in unserer Familie vollkommen aus. Er läßt sich von vorne bis hinten bedienen und sagt, daß das selbstverständlich wäre«.
zu (1) Patient: »Unser Kind weiß ganz genau, daß wir ihm jeden Wunsch erfüllen und nutzt unsere Schwäche bei jeder Gelegenheit aus«.
zu (2) Patient: »Sobald er gereizt ist, beginnt er andere zu beschimpfen und zu beleidigen«.

zu (2) Patient: »Unser Sohn mißbraucht regelrecht die Sprache, indem er ständig schreckliche und verdorbene Ausdrücke verwendet«.

15. Beschimpfen, beleidigen, schmähen, Kinder beschimpfen die Eltern C

Abusive, children, insulting her parents

Kind: Mensch, der sich noch im Lebensabschnitt der Kindheit befindet; Sohn oder Tochter

Eltern: Vater und Mutter eines oder mehrerer Kinder; Menschen, die für eine Person verantwortlich sind

Inter.: Siehe »beschimpfen, beleidigen, schmähen« in bezug auf die Eltern.

(1) Patient: »Unser Kind beschimpft uns ständig. Es verwendet dabei eine Sprache, die ich gar nicht erwähnen möchte«.
(2) Patient: »Ich gebe meinen Eltern die Schuld für meine Krankheit. Wenn sie mich schon in die Welt setzen mußten, dann hätten sie sich wenigstens richtig um mich kümmern können«.

16. Beschwerden durch: Entrüstung > 37

17. Beschwerden durch: Erwartungsspannung A

Ailments from, anticipation

Beschwerde: meist körperliches Leiden

Erwartungsspannung: Spannung in Erwartung bestimmter Ereignisse

Inter.: Beschwerden, die bei dem Gedanken an die Bewältigung gewisser Probleme und Ereignisse in der Zukunft auftreten.

Beispiel: (1) Patient: »Immer, wenn ich am nächsten Tag etwas Aufregendes unternehmen möchte, bekomme ich Durchfall und werde ganz nervös. Auch bevor ich zu Ihnen gekommen bin hatte ich diese Beschwerden«.

(2) Patient: »Allein der Gedanke an meine Hochzeit und die ganzen damit verbundenen Vorbereitungen bereitet mir Herzklopfen und bringt meinen Magen durcheinander«.

A ⇒ **Angst, Erwartungsspannung, durch**
Anxiety, anticipation, from

Angst: mit Bedrängung, Beklemmung, Erregung einhergehender Gefühlszustand (angesichts einer Gefahr); undeutliches Gefühl des Bedrohtseins

Erwartungsspannung: Spannung in Erwartung bestimmter Ereignisse

Inter.: Zur Zeit sind keine Beschwerden vorhanden; es existiert jedoch die Angst, Beschwerden in Zukunft bekommen zu können. Die Angst wird in die Zukunft projeziert.

Beispiel: Patient: »Im Moment habe ich noch keine Angst vor der morgigen Prüfung. Aber was wird morgen sein? Werde ich fit genug sein, um die Prüfung zu bestehen? Hoffentlich bekomme ich keinen Durchfall oder irgendwelche anderen Beschwerden«.

B ⇒ **Angst, erwartet wird, wenn etwas von ihm erwartet**
Anxiety, expected from him, when anything is ars.

Angst: mit Bedrängung, Beklemmung, Erregung einhergehender Gefühlszustand (angesichts einer Gefahr); undeutliches Gefühl des Bedrohtseins

erwarten: erhoffen, sich versprechen

Inter.: Die Angst, den Erwartungen und Hoffnungen der anderen Menschen nicht gerecht werden zu können.

Beispiel: Patient: »Morgen habe ich eine Prüfung. Es ist gar nicht so sehr die Prüfung, die mir Angst macht, sondern; ob ich die Hoffnungen meiner Eltern erfüllen kann. Sie möchten nämlich, daß ich ein sehr gutes Ergebnis erziele und wären enttäuscht, wenn ich nur mittelmäßig abschneiden würde«.

18. Beschwerden durch: Sorgen, Kummer C

Cares, full of, ailments from
die deutsche Übersetzung ist fehlerhaft, es muß heißen:
Sorgen, voller, Beschwerden von

Beschwerde: meist körperliches Leiden

Sorgen: bedrückendes Gefühl der Angst und Unruhe um jemandens Wohlergehen

Kummer: Betrübnis über ein schweres Geschick oder ein Leid, das einen getroffen hat

voller: angefüllt mit

Inter.: Die Ursache der Besorgnis liegt in den Beschwerden begründet. Das Befinden des Patienten hat sich seit der Krankheit dahingehend verändert, daß er sich in einem ständigen Zustand der Sorge befindet.

Beispiel: (1) Patient: »Seitdem ich krank bin, bin ich ein sorgenvoller Mensch geworden. Ich bin einfach nicht mehr so fröhlich und lebensfroh wie zuvor und muß ständig über irgendwelche Probleme nachdenken, die meine Beschwerden mitsichbringen«.
(2) Patient: »Meine Magenprobleme beunruhigen mich. Seitdem ich sie habe, habe ich kaum noch Appetit und mache mir Sorgen um meine Gesundheit«.
(3) Patient: »Seitdem ich weiß, daß ich Heuschnupfen habe, mache ich mir Sorgen um mein Allgemeinbefinden. Ich fühle mich oft schlapp und muß mich oft ausruhen«.

19. Beschwerden durch: Verlegenheit A

Ailments, embarrassed after
(Embarrassed bedeutet im Deutschen: 1. peinlich berührt 2. erschweren, komplizieren)

die deutsche Übersetzung dieser Rubrik ist fehlerhaft, es muß heißen:

Beschwerden, Verlegenheit nach

Beschwerde: meist körperliches Leiden

Verlegenheit: sich seiner Selbst unangenehm bewußt sein; beunruhigt sein

Inter.: 1. Peinlich berührt sein wegen seiner Beschwerden. 2. Sich seiner Selbst überbewußt werden, nachdem die Beschwerden vorüber sind. 3. Beschwerden unnötig komplizieren, »aus einer Mücke einen Elefanten machen«.

Beispiel: zu (1) Patient: »Ich schäme mich vor anderen Leuten, wenn sie meine Akne sehen«.
zu (1) Patient: »Es ist mir immer sehr unangenehm, wenn ich so vergeßlich bin«.
zu (2) Patient: »Gestern Nacht war es ganz schlimm. Ich hatte solche Schmerzen. Ich weiß nicht, wie ich das aushalten soll, wenn ich noch so eine Nacht durchstehen muß«.
Homöopath: »Und wie geht es Ihnen jetzt?«
Patient: »Gut, aber ich muß immer an die letzte Nacht denken. Wie habe ich das bloß ausgehalten?«
zu (2) Patient: »Der letzte Anfall hat mich sehr beunruhigt. Vorher hat mir das Asthma nicht soviel ausgemacht, aber nach diesem Anfall habe ich mich entschieden, etwas zu unternehmen«.
zu (3) Eine Frau kommt sehr nervös in die Praxis und sagt: »Das macht mich alles total verrückt«.
Homöopath: »Weshalb kommen Sie denn zu mir?« Auf diese Frage hin zeigt sie auf ein kleines Ekzem an ihrer Hand.
zu (3) Patient: »Ich habe ein Problem. Selbst eine Kleinigkeit kann mich völlig aus der Ruhe bringen. Zum Beispiel war ich gestern einkaufen und habe der Verkäuferin etwas Unfreundliches gesagt. Das hat mich dann den ganzen Tag verfolgt, und ich konnte erst zu Ruhe kommen, nachdem ich mich bei ihr entschuldigt hatte«.

20. Betäubung, weiß nicht, wo er ist **C**

Stupefaction, knows not, where he is

Betäubung: Zustand der Benommenheit

weiß nicht, wo er ist: nicht mit Klarheit oder Sicherheit wahrnehmen und verstehen können

Inter.: Der Patient befindet sich in einem vernebeltem Zustand, seine Wahrnehmung ist unklar, und er weiß nicht genau, was mit ihm geschieht.

Beispiel: (1) Patient: »Wenn Sie mich fragen, wie es mir geht und ob die Beschwerden durch das Mittel gelindert wurden, kann ich es Ihnen wirklich nicht sagen. Ich bin nicht fähig meine Lage richtig einzuschätzen«.
(2) Patient: »Wenn ich diese Schmerzen habe, bin ich absolut orientierungslos. Ich kann mich dann nur noch hinlegen und abwarten, bis die Schmerzen wieder vorüber sind, dann geht es mir besser, und ich weiß wieder, wo ich mich befinde«.

21. Bett, Abneigung gegen das Bett, meidet es **B**

Bed, aversion to

Bett: ein Platz, der der Ruhe dient

Abneigung: deutlich bewußte Empfindung, jemanden oder etwas nicht zu mögen

meiden: einer Sache oder Person bewußt aus dem Wege gehen

Inter.: Trotz des Verlangens nach Ruhe, besteht eine Abneigung gegen die Orte, die gewöhnlich der Ruhe dienen.

Beispiel: Patient: »Ich mag es nicht im Bett zu liegen oder mich irgendwo anders auszuruhen, obwohl ich erschöpft bin«.

B **22. Bett, bleiben, möchte im**
Bed, desire to remain in

bleiben: eine bestimmte Stelle, einen Ort nicht verlassen; irgendwo verharren

möchte: wollen, die Neigung haben

Inter.: Das Verlangen haben, im Bett zu bleiben, auch wenn normalerweise nicht die Zeit dazu ist.

Beispiel: (1) Patient: »Seitdem ich krank bin, habe ich keine Lust mehr, irgendetwas zu unternehmen, sondern möchte nur noch im Bett bleiben«.
(2) Patient: »Wenn ich die Möglichkeit hätte, würde ich die ganze Zeit im Bett bleiben«.

23. Bewußtlosigkeit, Schreien, unterbrochen durch
> 80

24. Delirium,Schreien mit,Hilfe um > 137/163

25. Delirium, Schuld für seine Narrheit, gibt sich selbst die > 172

26. Diktatorisch, herrschsüchtig,dogmatisch, despotisch > 96

C **27. Droht**
Threatening

drohen: deutlich darauf hinweisen, daß man etwas für jemanden Unangenehmes tun wird, falls er sich nicht den Forderungen entsprechend verhält

Inter.: Jemandem drohen, damit er eine bestimmte Handlung unterläßt oder, um ihn zu bestimmten Handlungen zu bewegen.

Beispiel: (1) Patient: »Ich werde nur einmal zu Ihnen kommen. Wenn Sie das Mittel dann nicht finden, werde ich nicht mehr wiederkommen und mir einen anderen Therapeuten suchen«.
(2) »Mutti, gib mir sofort meine Spielsachen, sonst hau ich dich«.

28. Dunkelheit agg. > 52

29. Eifersucht > 108

30. Empfindlich, äußerlichen Eindrücke, gegen alle **A**
Sensitive, external impressions, to all

empfindlich: auf bestimmte Reize schnell, leicht reagieren

äußerlich: von außen kommend

Eindrücke: im Bewußtsein haftende, prägende Wirkung von etwas Wahrgenommenen, Erfahrenem

gegen: kennzeichnet die Ausrichtung auf jemanden oder etwas

Inter.: Körperlich oder emotinal sehr empfindlich auf von außen einwirkende Dinge reagieren.

Beispiel: (1) Patient: »Ich komme wegen meiner Allergien zu Ihnen«.
(2) Patient: »Im Moment ist es mir entweder zu warm oder zu kalt. Ich bin sehr temperaturempfindlich «.
(3) Patient: »Ich reagiere sehr empfindlich auf Wetterumschwünge. Sobald das Wetter von warm nach kalt oder von trocken nach naß umschlägt, wird mein Rheuma ganz besonders schlimm«.
(4) Patient: »Meine Umgebung ist mir sehr wichtig. Alles muß nach meinen Vorstellungen gestaltet sein, sonst fühle ich mich nicht wohl«.

⇒ **Wahnidee, verletzt, er sei, Umgebung, durch seine** **A**
Delusion, injured, by his surrounding

Wahnidee: siehe > 150

verletzt: nicht mehr unversehrt

Umgebung: Dinge, Personen, Atmosphären, ... die eine Person umgeben

Inter.: In dieser Rubrik ist es das Gefühl der von außen kommenden Verletzung, welches die Empfindungen des Patienten bestimmt. Er fühlt sich durch die Dinge, Personen oder die Atmosphäre, die ihn umgibt, verletzt. Dies geht über eine bloße Empfindlichkeit hinaus.

Beispiel: (1) Patient: »Meine Allergie ist so schlimm geworden. Ich kann nicht mehr auf die Straße gehen, ohne starke Symptome zu bekommen. Das bringt mich fast zur Verzweiflung, und ich frage mich immer wieder, warum mir das widerfahren muß«.
(2) Patient: »Mein Mann und meine Familie machen mich krank. Wenn sie nicht wären, ginge es mir wesentlich besser«.
(3) Patient: »Es macht mir schwer zu schaffen, daß wir in einer sehr kalten und emotionslosen Gesellschaft leben. Niemand ist freundlich und liebenswert zu dem anderen«.

31. Empfindlich, Berührung, gegen > 187

B 32. Empfindlich, geistig, Eindrücke, gegen geistige

Sensitive, mental, impressions to

empfindlich: auf bestimmte Reize schnell, leicht reagieren

geistige: die Gedanken betreffend

Eindrücke: im Bewußtsein haftende, prägende Wirkung von etwas Wahrgenommenen, Erfahrenem

gegen: kennzeichnet die Ausrichtung auf jemanden oder etwas

Inter.: Jemand, dessen Gedanken durch bestimmte Emotionen, Ideen oder Erinnerungen stark beeinflußbar sind.

Beispiel: (1) Patient: »Die Gedanken über meine Krankheit kreisen immer in meinen Kopf. Ich werde sie gar nicht mehr los«.
(2) Patient: »Gestern mußte ich an meinen Sohn denken. Er ist gerade im Urlaub, und ich habe eine Karte von ihm bekommen. Der Gedanke, daß ihm etwas im Urlaub zustoßen könnte, ließ

mich auf einmal nicht mehr los. Erst als mein Mann mich beruhigte, konnte ich von diesem Gedanken ablassen«.

33. Empfindlich, Grobheiten, gegen C

Sensitive, rudeness to

empfindlich: auf bestimmte Reize schnell, leicht reagieren

Grobheit: unhöfliche Äußerung oder Handlung

Inter.: Harten und unsanften Äußerungen und Handlungen gegenüber empfindlich sein.

Beispiel: (1) Patient: »Meine Tochter ist so zart besaitet. Ich muß immer ganz vorsichtig und sanft mit ihr umgehen, andernfalls fängt sie sofort an zu weinen und kann gar nicht mehr beruhigt werden«.
(2) Patient: »Wenn mich jemand anschreit, stehen mir sofort die Tränen in den Augen«.

34. Empfindlich, moralische Eindrücke, gegen B

Sensitive, moral, impressions to

empfindlich: auf bestimmte Reize schnell, leicht reagieren

moralisch: betrifft das korrekte Verhalten, wie es in unserer Gesellschaft erwartet wird

gegen: kennzeichnet die Ausrichtung auf jemanden oder etwas

Inter.: Sehr empfindlich reagieren, wenn gegen moralische Grundsätze verstoßen wird.

Beispiel: (1) Patient: »Ich kann es nicht mit ansehen, wenn jemand unfair behandelt wird«.
(2) Patient: »Wenn ich höre, daß ein Mann seine Frau betrügt, regt mich das sehr auf«.
(3) Patient: »Ich empfinde es als meine Pflicht, meiner Großmutter zu helfen. Das gehört sich so«.
(4) Patient: »Ich könnte niemals etwas stehlen«.

D ⇒ Gewissenhaft, peinlich genau in bezug auf Kleinigkeiten

Conscientious, trifles about

gewissenhaft: genau nach dem Gewissen handeln

peinlich genau: mit einer sich ins kleinste erstreckenden Sorgfalt

in bezug auf: sich beziehend

Kleinigkeiten: kleine, unbedeutende Sachen

Inter.: In Kleinigkeiten genau dem Gewissen folgen, das uns eine Bewertung in gut und schlecht ermöglicht. Diese Rubrik ist eine Steigerung von »Empfindlich, auf moralische Eindrücke«. Selbst *die Idee* an ein Unrecht oder unmoralische Dinge kann nicht ertragen werden.

Beispiel: Patient: »Ich bin ein sehr gewissenhafter Mensch und lasse mir nichts zu Schulden kommen. Selbst der Gedanke daran, daß ich jemandem ein Unrecht zufügen könnte, bedeutet eine Qual für mich«.

C 35. Empfindlich, Schmerzen, gegen

Sensitive, pain to

empfindlich: auf bestimmte Reize schnell, leicht reagieren

Schmerzen: durch Krankheit, Verletzung etc. ausgelöste, sehr unangenehme, körperliche oder seelische Empfindung

gegen: kennzeichnet die Ausrichtung auf jemanden oder etwas

Inter.: Sehr empfindlich auf Schmerzen reagieren, wodurch es unter anderem zu weiteren geistigen und körperlichen Beschwerden kommen kann.

Beispiel: (1) Patient: »Immer wenn ich Schmerzen habe, die ich grundsätzlich nicht gut ertragen kann, bekomme ich Hitzewallungen und Kreislaufprobleme«.

(2) Patient: »Sobald er nur die geringsten Schmerzen hat, fängt er an zu stöhnen, obwohl eigentlich noch kein Grund dafür besteht«.

36. Empfindlich, Sinneseindrücke, gegen C

Sensitive, sensual impressions to
(sensual: sinnlich)

sinnlich: mit den Sinnen wahrnehmbar

Inter.: Eine besondere Affinität zu Dingen haben, die eine starke Sinnlichkeit ausstrahlen wie z.B. Kunst, Theater, Musik oder Literatur.

Beispiel: (1) Patient: »Unser Kind mochte schon sehr früh klassische Musik und begann mit sechs Jahren, Geige und Klavier zu spielen«.
(2) Patient: »Farben lösen viele Emotionen in mir aus und deshalb liebe ich es, mit Farben zu malen und mich darüber auszudrükken«.

37. Entrüstung B

Indignation

Entrüstung: Empörung

Inter.: Ein innerliches Gefühl, was mit Groll und Wut einhergeht und entsteht, wenn der Wert einer Person nicht geschätzt und/oder die Würde verletzt wird.

Beispiel: (1) Patient: »Mein Mann schätzt meine Arbeit einfach nicht. Er meint, er wäre etwas Besseres und scheint nicht zu begreifen, wie wichtig ich für ihn bin«.
(2) Patient: »Dieser Jugendliche in der Straßenbahn hat nicht den Sitzplatz für mich freigemacht. Das war empörend«.

⇒ Beschwerden durch: Entrüstung C

Ailments from, indignation

Entrüstung: Empörung

Inter.: Die Entrüstung verursacht körperliche oder geistige Beschwerden.

Beispiel: Patient: »Seitdem ich mich so über das Verhalten meines Enkels empört habe, habe ich Magenschmerzen«.

C **38. Entrüstung, Unbehagen, durch allgemeines**
Indignation, general discomfort from op.

Unbehagen, allgemeines: Zustand des Unwohlseins

Inter.: Die Sensibilität bezüglich seiner Würde /seines Wertes ist stärker als in der Rubrik »Entrüstung«. Selbst bei kleinen Anlässen fühlt sich jemand unter seiner Würde/ seinem Wert behandelt, wobei der Grund der Entrüstung für andere Personen in vielen Fällen nicht einsehbar ist.

Beispiel: Eine Frau muß eine Viertelstunde im Wartezimmer warten. Als sie ins Sprechzimmer gebeten werden soll, hat sie schon die Praxis verlassen. Später erzählt eine andere Patientin, daß diese Frau es als Unverschämtheit empfunden hätte, so lange haben warten zu müssen und deshalb gegangen sei.

A **39. Erkennt, alles, kann sich aber nicht bewegen (Katalepsie)**
Recognize everything but cannot move

erkennen: so deutlich sehen, daß jemand weiß, wen oder was er vor sich hat

alles: in seiner Gesamtheit

Katalepsie: Starrsucht, Muskelverkrampfung

Inter.: Mit gewissen Umständen konfrontiert werden und feststellen, daß es keine Möglichkeit der Veränderung gibt. Die Realität so zu *akzeptieren,* wie sie ist, ohne sich darüber zu beklagen.

Beispiel: (1) Patient: »Ich versuche die Dinge immer so zu nehmen wie sie sind. Man muß die Umstände schließlich akzeptieren«.
(2) Patient: »Die Homöopathie kann eben in solchen Fällen nicht helfen!«

⇒ Hilflosigkeit, Gefühl der A

Helplessness, feeling of

Hilflosigkeit: Unbeholfenheit, sich unter bestimmten Umständen nicht selbst helfen können

Gefühl: seelische Empfindung

Inter.: Gefühl, sich in einer bestimmten Situation nicht selbst helfen zu können. In der Rubrik »Erkennt alles, kann sich aber nicht bewegen« werden die Umstände so akzeptiert, wie sie sind. Hier ist es das *Ausgeliefertsein*, welches das Gefühl der Hilflosigkeit ausmacht.

Beispiel: (1) Patient: »Was bleibt mir anderes übrig. Ich muß mich doch um meine Kinder kümmern. Meinem Mann sind sie vollkommen gleichgültig«.
(2) Patient: »Ich kann machen, was ich will, ich komme gegen diese Gefühle einfach nicht an«.
(3) Patient: »Ich habe keine andere Wahl ! Die Umstände sind so unglücklich, daß ich meine Familie verlassen muß, obwohl ich gar nicht will«.

40. Ermahnungen, agg. C

Admonition agg.
(admonition: Ermahnung, Warnung)

Ermahnung: dringende Aufforderung

Warnung: Hinweis auf eine Gefahr

agg.: Verschlechterung

Inter.: Eine Ermahnung kann ein Ratschlag, eine Belehrung, eine Zurechtweisung oder eine Anweisung für ein bestimmtes Verhalten sein. Mit einer Ermahnung wird das Mißfallen an einer Handlung oder an einem Verhalten einer Person gegenüber ausgedrückt. Diese Rubrik kann zur Übersetzung zweier Verhaltensweisen angewendet werden: In dem einen Fall wird durch die Ermahnung der Gemütszustand der Person verschlechtert, und in dem anderen Fall reagiert die ermahnte Person mit verstärkter Kraft gegen die Ermahnung.

Beispiel: (1) Patient: »Unserem Kind dürfen wir nicht sagen, wie es sich zu verhalten hat. Es wird seine Verhaltensweisen nur noch bestärken und auf keinen Fall unseren Ratschlag annehmen«.
(2) Patient: »Meinem Mann darf ich nicht sagen, wenn ich mit seinem Verhalten nicht einverstanden bin, er wird sofort wütend und spricht nicht mehr mit mir«.

41. Erregung, amel. > 13

C **42. Erzählen der Symptome, agg.**
Narrating her symptoms, agg.

erzählen: darstellen

Symptome: Anzeichen einer Krankheit

agg.: Verschlechterung

Inter.: Bei manchen Patienten verschlechtert sich der Gemütszustand, wenn sie ihre Symptome darstellen. So scheinen einige Patienten zu Beginn der Anamnese sehr ruhig, doch sobald sie mit der Beschreibung ihrer Symptome beginnen, regt sie das beispielsweise auf oder sie werden nervös.

Beispiel: Patient: »Ich darf einfach mit niemandem über meine Beschwerden sprechen, sonst geht es mir wieder schlechter«.

43. Fassung gebracht, verwirrt, außer / fassungslos A

Disconcerted

(In diesem Fall ist es sinnvoll, die Zusammensetzung des englischen Wortes »disconcerted« zu betrachten: »Concert« bedeutet im deutschen Konzert. Ein Konzert ist eine gemeinsame Anstrengung, ein harmonisches Zusammenspiel. Die Vorsilbe »dis« wird im englischen als Verneinung verwendet).

fassungslos: aus dem inneren Gleichgewicht gebracht, völlig verwirrt, aufs höchste erstaunt, sprachlos

Inter.: Folgende Interpretationen sind möglich: 1. Im Sinne von fassungslos (s. Definition fassungslos). 2. »Ich gebe auf, ich kann nicht mehr«. Sich um etwas bemühen, aber zu einem bestimmten Zeitpunkt nicht mehr in der Lage sein, seine Bemühungen aufrechtzuerhalten und aufgeben. 3. Alles wird als vollkommenes Durcheinander empfunden. Es ist kein harmonisches Zusammenspiel mehr vorhanden, sondern es herrscht Chaos.

Beispiel: zu (1) Patient: »Ich kann es einfach nicht fassen, was meine Tochter da angestellt hat, da fehlen mir die Worte«.
zu (1) Eine Frau mit einer Hautflechte im Gesicht kommt in die Sprechstunde.
Homöopath: »Weshalb kommen Sie zu mir?«
Die Patientin ist außer sich und sagt: »Kann man das denn nicht sehen?« und blickt den Homöopathen vorwurfsvoll an.
zu (2) Patient: »Ich habe jetzt lange genug hingenommen, was Sie eine Ausscheidungsreaktion genannt haben, jetzt reicht es mir, ich komme nicht mehr zu Ihnen«.
zu (2) Patient: »Seit zwei Jahren bemühen wir uns, unsere Beziehung ins Lot zu bringen.Jetzt habe ich genug davon, ich lasse mich scheiden«.
zu (3) Patient: »Herr Doktor, bei mir ist alles durcheinander, nichts stimmt mehr. Uberall habe ich Schmerzen, ich fühle mich schlapp, kaputt, es ist einfach nichts mehr in Ordnung, mein gesamter Organismus ist gestört«.

C **44. Feilschen**

Bargaining

feilschen: bei einem Kauf durch hartnäckiges Handeln einen möglichst großen Vorteil erzielen wollen

Inter.: Sich nicht mit den Bedingungen der Therapie abfinden wollen und versuchen günstigere Bedingungen zu erfeilschen.

Beispiel: Homöopath: »Sie dürfen keinen Kaffee während der Behandlung trinken«.
Patient: »Wirklich, aber eine Tasse am Morgen ist doch erlaubt, oder?«
Homöopath: »Nein«.
Patient: »Ach, kommen Sie, jetzt gestatten Sie mir doch eine Tasse am Morgen, die kann doch nicht schaden«.

A **45. Fliehen, versucht zu**

Escape, attemps to

fliehen: entkommen

versuchen: probieren

Inter.: In einer bestimmten Situation gefangen sein und verschiedene Dinge unternehmen, um ihr zu entkommen.

Beispiel.: (1) Patient: »Seitdem ich die Beschwerden habe, versuche ich alle möglichen Dinge, um sie wieder loszuwerden«.
(2) Patient: »Bevor ich zu Ihnen gekommen bin, habe ich bereits viele andere Therapien zur Heilung meiner Beschwerden ausprobiert«.

A ⇒ **Halten, gehalten zu werden, Verlangen**

Clinging, held wants to be

gehalten werden: gestützt werden

Verlangen: nachdrückliche Forderung, Haben wollen

Inter.: Das Verlangen haben, in einer bestimmten Situation unterstützt zu werden.

Beispiel: (1) Patient: »Immer wenn ich eine Erkältung habe, nehme ich ein heißes Bad und trinke eine Tasse heiße Milch mit Honig«.
(2) Patient: »Glauben Sie wirklich, daß ich geheilt werde?« Man merkt bei dieser Frage, daß der Patient durch die Zuversicht des Therapeuten unterstützt werden möchte. Er möchte ein zuversichtliches »Ja« hören.

⇒ Halten, gehalten zu werden; Verlangen: amel. wenn er gehalten wird **A**

Clinging, held wants to be, amel.

gehalten werden: gestützt werden

Verlangen: nachdrückliche Forderung, Haben wollen

amel.: Linderung verschaffend

Inter.: Die Unterstützung verschafft eine Erleichterung der Beschwerden oder eine Besserung des Gemütszustandes.

46. Fliehen, versucht zu, Fenster, aus dem **C**

Escape, attempts to, window, from

fliehen: entkommen

versuchen: probieren

Inter.: Der Versuch, aus dem Fenster zu fliehen ist ein gefährlicher Weg, der mit möglichem Schaden verbunden sein kann, und dennoch wird er gewählt, um einer bestimmten Situation zu entkommen.

Beispiel: Patient: »Ich habe die Antibiotika genommen, obwohl mir bewußt war, daß sie meiner Gesundheit schaden könnten. Aber dennoch wollte ich die Grippe und die damit verbundenen Schmerzen so schnell wie möglich loswerden«.

47. Frivol > 92

48. Furcht > 2

49. Furcht, abergläubisch > 1

50. Furcht, Armut, vor > 58

51. Furcht, bemerken, man würde ihren Zustand > 68

B **52. Furcht, Dunkelheit, vor der**
Fear, dark of

Furcht: Angst, angesichts einer bestimmten Bedrohung oder Gefahr siehe > 2

Dunkelheit: Undurchschaubarkeit, Rätselhaftigkeit

Inter.: Angst vor der Ungewißheit; Angst, nicht zu wissen, was geschehen wird, wenn gewisse Dinge unternommen oder unterlassen werden.

Beispiel: (1) Patient: »Ich habe Angst davor die Tabletten abzusetzen, weil ich einfach nicht weiß, was dann geschehen wird«.
(2) Patient: »Alle Situationen, in denen ich nicht weiß, was vor sich geht, machen mir Angst«.

C ⇒ **Dunkelheit agg.**
Darkness, agg.

Dunkelheit: Undurchschaubarkeit, Rätselhaftigkeit

agg.: verschlechtert

Inter.: Der Zustand der Ungewißheit verschlechtert das Befinden des Patienten.

Beispiel: Patient: »Ich mag es nicht, in unklaren Verhältnissen zu leben. Für mich müssen die Dinge geklärt sein«.

53. Furcht, entstellt zu werden **C**

Fear, disfigured, of being hep.

Furcht: Angst, angesichts einer bestimmten Bedrohung oder Gefahr siehe > 2

entstellen: das Aussehen einer Person so zu seinen Ungunsten verändern, daß er kaum wiederzuerkennen ist

Inter.: Der Patient hat die Angst, durch äußere Einflüsse oder durch Krankheit so verändert zu werden, daß er etwas von seiner ursprünglichen Schönheit einbüßt und sich zum Negativen hin verändert.

Beispiel: (1) Patient: »Meine Akne ist in den letzten Jahren immer schlimmer geworden. Ich habe Angst, daß sie mein Gesicht vollkommen entstellt und mich alle Menschen für häßlich halten«.
(2) Patient: »Ich habe Angst vor Autounfällen. Das Schlimmste, was in meinem Leben geschehen könnte, wäre eine Narbe an meinem Körper. Sie würde meinen Körper vollkommen entstellen«.

54. Furcht, Extravaganz, vor **A**

Fear, extravagance, of op.

Furcht: Angst, angesichts einer bestimmten Bedrohung oder Gefahr

Extravaganz: Übermaß,Übertriebenheit

Inter.: »Furcht, Extravaganz, vor« ist eine der häufigsten gebrauchten Rubriken in der Praxis. Jeder Mensch hat in allem sein persönliches Maß, seine persönliche Grenze, die er fürchtet zu überschreiten. Für einen Patienten beispielsweise ist es tolerierbar eine Woche krank zu sein, ein anderer bekommt schon nach zwei Tagen Angst, daß seine Krankheit noch länger anhalten könnte.

Beispiel: (1) Patient: »Ich habe Angst, daß dieses Ekzem sich ausbreitet und der Juckreiz noch stärker wird«.

(2) Patient: »Ich habe Angst noch länger zu warten, ich möchte, daß die Beschwerden jetzt verschwinden«
(3) Patient: »Erst hatte ich nur einen Anfall im Monat, jetzt sind es schon drei. Ich mache mir Sorgen, daß es noch mehr werden«.

C 55. Furcht, genesen, er werde nicht

Fear, recover, he will not

Furcht: Angst, angesichts einer bestimmten Bedrohung oder Gefahr siehe > 2

genesen: gesund werden

Inter.: Angst haben, den Zustand einer guten Gesundheit nicht wiederzuerlangen. Angst, daß die Symptome der Krankheit bestehen bleiben.

Beispiel: Patient: »Ich habe Angst, nicht wieder gesund zu werden. Es kommt mir vor, als würden die Schmerzen schon ewig dauern und gar nicht mehr enden wollen«.

B 56. Furcht, Gesellschaft, um seine Stellung in der

Fear, society, of his position in

Furcht: Angst, angesichts einer bestimmten Bedrohung oder Gefahr siehe > 2

Gesellschaft: eine Gruppe von Menschen, die zu einem bestimmten Ziel zusammenkommen

Stellung: Grad des Ansehens, der Bedeutung von jemandem; die Position, die jemand einnimmt

Inter.: Der Patient hat Angst, die Position oder Stellung, die er in einer Gesellschaft bereits eingenommen hat, durch bestimmte Vorkommnisse oder Handlungen zu verlieren.

Beispiel: Patient: »Meine größte Sorge ist, daß ich durch die Hauterkrankung meinen Job in dem Modegeschäft verlieren könnte. Es wäre nicht nur ein finanzieller Nachteil, sondern was von größerer Bedeutung ist, ist der Verlust der einflußreichen Kontakte, die ich dort habe. Ich habe mir eine gewisse Stellung erarbeitet und möchte diese nicht verlieren«.

57. Furcht, Gesundheit, ruiniert habe, daß sie sich ihre **C**

Fear, health, ruined, that she has chel.

Gesundheit: körperliches und geistiges Wohlbefinden

ruiniert: heruntergewirtschaftet

Inter.: Die Angst haben, daß durch frühere Handlungen ein nicht wiedergutzumachender Schaden entstanden ist.

Beispiel: Patient: »Ich habe in meinem Leben schon so viele Tabletten genommen. Ich habe Angst, daß ich damit meine Gesundheit zerstört habe«.

58. Furcht, Leiden, vor **A**

Fear, suffering, of

Furcht: Angst, angesichts einer bestimmten Bedrohung oder Gefahr siehe > 2

Leiden: Zustand, in dem man einem Schmerz oder einer Strapaze ausgesetzt ist

Inter.: Die Angst haben, schmerzhaften oder strapaziösen, mit Unannehmlichkeiten und Schwierigkeiten verbundenen Zuständen ausgesetzt zu sein.

Beispiel: (1) Patient: »Ich möchte nicht wieder ins Bett gehen. Dort verschlechtern sich die Kopfschmerzen und wieder und davor habe ich Angst«.
(2) Ein Patient hat von der Erstverschlimmerung in der Homöopathie gehört und fragt ängstlich nach, ob es auch bei ihm zu dieser Erstverschlimmerung kommen könnte.

(3) Patient: »Wenn ich zu Ihnen in Behandlung komme, werde ich dann auf die Vorzüge einer normaler Behandlung verzichten müssen?«
Homöopath: »Was meinen Sie damit?«
Patient: »Ich frage deshalb, weil ich Angst vor irgendwelchen Unannehmlichkeiten, die die homöopathische Behandlung mit sich bringen könnte, habe«.

C ⇒ **Furcht, verletzt zu werden**
Fear, hurt, of being
(hurt: verletzt; gekränkt); die Rubrk heißt daher:
Furcht, emotional verletzt zu werden

emotinal: die Gefühle betreffend

verletzen: jemand durch etwas kränken; etwas beeinträchtigen, so daß es nicht mehr unversehrt ist

Inter.: Angst haben, in bestimmten Situationen emotional verletzt zu werden.

Beispiel: Patient: »Ich umgehe Meinungsverschiedenheiten aus Angst, bei einem Streit emotinal verletzt werden zu können«.

A ⇒ **Furcht, Verletzung, selbst verletzt zu werden**
Fear, injured, of being

Furcht: Angst, angesichts einer bestimmten Bedrohung oder Gefahr siehe > 2

Verletzung: Beschädigung, Schaden

Inter.: Die Angst haben, in einer zukünftigen Situation nicht unversehrt zu bleiben und einen Schaden davonzutragen, der nicht mehr reparabel ist.

Beispiel: (1) Eine Frau erschreckt, als sie sieht, daß eine Katze auf sie zukommt und sagt: »Ich habe Angst, daß sie mich beißt«.
(2) Ein Patient mit einem Ekzem sagt: »Ich habe Angst, jemand in meiner Familie könnte das Ekzem entdecken. Dann könnte ich nicht mehr heiraten und würde wie ein Aussätziger behandelt«.

(Dieser Mann war Inder und gehörte einer Kaste an, in der man mit einer Hauterkrankung aus der Familie ausgestoßen wird)
(3) Patient: »Ich habe Angst vor Spritzen und chirurgischen Eingriffen. Man weiß nie, was da passiert«.
(4) Patient: »Ich habe Angst, in einen Autounfall verwickelt zu werden. Es ist die Angst vor einer körperlichen Verletzung«.

⇒ Furcht, vor Armut A

Fear, poverty, of

Furcht: Angst, angesichts einer bestimmten Bedrohung oder Gefahr

Armut: Mangel, Bedürftigkeit

Inter.: Angst haben, einen Mangel in irgendeiner Form zu erfahren.

Beispiel:(1) Patient: »Ich rechne immer ganz genau mit meinem Geld und habe immer eine Reserve, damit ich nicht in Geldnot geraten kann«.
(2) Patient: »Ich habe Angst vor Schmerzen«.
Homöopath: »Warum haben Sie diese Angst?«
Patient: »Weil sie mir die Energie rauben für meine täglichen Aktivitäten«.
(3) Patient: »Ich habe Angst, daß ich durch meine Krankheit eingeschränkt werden könnte«.

59. Furcht, Selbstkontrolle, zu verlieren, die B

Fear, self control, losing of

Furcht: Angst, angesichts einer bestimmten Bedrohung oder Gefahr

Selbstkontrolle: Kontrolle über seine körperlichen und geistigen Fähigkeiten

verlieren: plötzlich nicht mehr haben

Inter.: Angst haben, zu einem bestimmten Zeitpunkt nicht mehr über seine körperlichen und geistigen Fähigkeiten bestimmen zu können.

Beispiel: (1) Eine Patientin wird ins Sprechzimmer gerufen. Bevor sie kommt, geht sie noch schnell auf die Toilette. Es scheint, als hätte sie Angst, während der Anamnese die Kontrolle über ihre Blasenfunktion zu verlieren.
(2) Patient: »Ich streite mich nicht gerne, weil ich Angst habe, total die Kontrolle über mich zu verlieren und andere Menschen damit zu verletzen«.
(3) Patient: »Tagsüber hatte ich mich noch unter Kontrolle, aber nachts ist die Situation dann aus meinen Händen geglitten. Ich habe Angst davor, daß das noch mal passiert«.

C 60. Furcht, unerklärlich, unbestimmt

Fear, unaccountable, vague

Furcht: Angst, angesichts einer bestimmten Bedrohung oder Gefahr siehe > 2

unerklärlich: sich nicht erklären lassen

unbestimmt: sich nicht festlegen lassen

Inter.: Der Patient hat keinen ersichtlichen Grund für seine Angst, kann sie aber trotzdem nicht überwinden.

Beispiel: (1) Patient: »Immer wenn mir andere Leute von ihren Krankheiten erzählen, habe ich Angst diese Krankheiten auch zu bekommen. Ich weiß selbst, daß das Unsinn ist, aber ich kann daran nichts machen, ich kann diese Ängste dann einfach nicht überwinden«.
(2) Patient: »Ich zweifle daran, ob ich morgen meine Prüfung schaffen werde. Obwohl ich weiß, daß ich sehr gut vorbereitet bin und den gesamten Stoff beherrsche, kann ich diese Angst einfach nicht überwinden. Ich habe eigentlich keinen Grund ängstlich zu sein, bin es aber trotzdem«.

61. Furcht, Unheil, vor C

Fear, evil, of

Furcht: Angst, angesichts einer bestimmten Bedrohung oder Gefahr siehe > 2

Unheil: etwas (besonders ein schlimmes, verhängnisvolles Geschehen), was einem großes Leid, großen Schmerz zufügt

Inter.: Angst davor haben, daß die Krankheit oder eine Situation in einem Unheil endet.

Beispiel: (1) Patient: »Ich habe Angst, daß die Krankheit schlimm enden wird«.
(2) Patient: »Ich habe Angst davor, daß in der Zukunft etwas Schreckliches geschehen könnte«.

62. Furcht, verletzt zu werden > 58

63. Furcht, verletzt, selbst, zu werden > 58

64. Furcht, verraten zu werden A

Fear, betrayed, of being hyos.

Furcht: Angst, angesichts einer bestimmten Bedrohung oder Gefahr siehe > 2

verraten: das Vertrauen mißbrauchen

Inter.: Es ist die Furcht, durch eine bestimmte Verhaltensweise hintergangen, getäuscht oder betrogen zu werden. Diese Patienten sind ungeheuer achtsam und vorsichtig, weil sie Angst haben, daß ihr Vertrauen mißbraucht wird und sie dadurch einen Schaden oder einen Nachteil davontragen könnten. Es ist eine gesteigerte Form von Mißtrauen.

Beispiel: (1) Patient: »Haben Sie eigentlich schon viele Fälle meiner Art behandelt? Ich möchte einfach sicher sein, daß ich bei

Ihnen in guten Händen bin und Sie sich mit meiner Krankheit genaustens auskennen«.
(2) Patient: »Meinen Sie, daß so ein kleines Kügelchen ausreicht, um mich zu heilen?«
Homöopath: »Weshalb fragen Sie mich das?«
Patient: »Ich kenne mich in der Homöopathie noch nicht so gut aus und weiß nicht, ob ich mich darauf verlassen kann. Die Mittel könnten nicht wirken und dann habe ich den Schaden«.

C **65. Furcht, Ziel nicht erreichen zu können, sein**
Fear, destination, of being unable to reach, his lyc.

Furcht: Angst, angesichts einer bestimmten Bedrohung oder Gefahr siehe > 2

Ziel: Punkt, Ort, den man erreichen will

erreichen: ankommen

können: in der Lage sein

Inter.: Sich ein Ziel setzen und Angst haben, dieses Ziel nicht zu erreichen.

Beispiel: (1) Patient: »Ich habe folgendes Problem. Ich nehme mir immer bestimmte Sachen für den Tag vor und mache mir dann Sorgen, ob ich sie alle erledigen kann«.
(2) Patient: »Ich mache immer Pläne und habe dann Angst, sie nicht einhalten zu können«.

B ⇒ **Angst, Geschäfte, über**
Anxiety, buisness, about

Angst: mit Bedrängung, Beklemmung, Erregung einhergehender Gefühlszustand (angesichts einer Gefahr); undeutliches Gefühl des Bedrohtseins

Geschäft: die hauptsächliche Aufgabe oder Pflicht, die jemand im Leben zu verrichten hat. Das muß nicht unbedingt eine Arbeit sein, mit der er sein Geld verdient.

Inter.: Diese Rubrik wurde bereits als Rubrik Nr. 7 als allgemeines Unbehagen über etwas, das mit dem Geschäft in Beziehung steht, definiert. Sie wird deshalb hier zur Differenzierung aufgeführt, weil alle Ängste in bezug auf Ziele in geschäftlicher Hinsicht unter diese Rubrik fallen.

Beispiel: (1) Jemand, der sich in geschäftlicher Hinsicht Ziele setzt und nicht weiß, ob er sie erreichen kann und deshalb besorgt ist.
(2) Patient: »Ich habe mir vorgenommen dieses Jahr einen höheren Umsatz zu machen als letztes Jahr. Nun bin ich aber besorgt, ob ich diesen Umsatz erreichen kann«.

⇒ Angst Erfolg, Angst durch Zweifel am **D**
Anxiety success, from doubt about

Angst: mit Bedrängung, Beklemmung, Erregung einhergehender Gefühlszustand (angesichts einer Gefahr) ; undeutliches Gefühl des Bedrohtseins

Erfolg: positives Ergebnis einer Bemühung

Zweifel: nicht mit Sicherheit wissen

Inter.: Die Besorgnis und Unsicherheit haben, ob die Mittel und Anstrengungen, die eingesetzt wurden, ausreichend waren, um ein bestimmtes Ziel zu erreichen.

Beispiel: Patient: »Ich weiß einfach nicht, ob meine Bemühungen ausreichen, um wieder gesund zu werden«.

66. Gedanken, zwei Gedankengänge > 182

67. Gedanken versunken, in, werden soll, was aus ihm **C**
Absorbed,as to what would become of him Nat.m.

Gedanken versunken: in Gedanken vertieft

Inter.: Der Patient ist ständig damit beschäftigt, sich über sein Schicksal Gedanken zu machen. Er stellt sich unentwegt Fragen über seine Zukunft und was aus ihm werden wird, wenn der Zustand, in dem er sich jetzt befindet, anhalten würde.

Beispiel: Patient: »Ich frage mich ständig, was bloß mit meinem Leben geschehen wird, wenn diese Beschwerden anhalten. Wie soll ich bloß mit diesen Schmerzen weiterleben? Diese Fragen bestimmen unentwegt meine Gedanken«.

B 68. Geheimnistuerisch, verschlossen

Secretive

geheimnistuerisch: jemand, der so tut, als habe er Geheimnisse zu hüten

verschlossen: sehr zurückhaltend, wortkarg

Inter.: Jemand, der seine wahren Motive zurückhält und ohne das Wissen der anderen handelt. Egal, ob dies nun geschieht, weil er mit seinem Verhalten die anderen neugierig machen will, oder weil er Angst hat, die anderen könnten seine wahren Motive erfahren. Es ist ein Teil seiner Natur.

Beispiel: (1) »Bitte erzählen Sie niemandem, daß ich hier war«.
(2) Auf die Frage, welches ihre Hauptbeschwerde sei, antwortet die Patientin »Kopfschmerzen« und schweigt. Dies geschieht nach jeder Frage. Sie gibt nur die Informationen, die unbedingt notwendig sind und man hat das Gefühl, daß sie etwas Entscheidendes zurückhält.
(3) Der Patient lehnt sich während der Anamnese immer wieder ein wenig vor und spricht dann besonders leise, als hätte er Angst, daß jemand anderes das Gespräch mitbekommen könnte.

⇒ Versteckt Gegenstände **B**

Hides things

verstecken: verbergen, nicht zum Vorschein bringen

Gegenstand: nicht näher bezeichnetes Ding

Inter.: In dieser Rubrik kommt kein geheimnistuerisches oder verschlossenes Verhalten zum Ausdruck, sondern es handelt sich nur um eine zeitweise Schüchternheit oder spielerische Laune, in der Gegenstände, Tatsachen, Begebenheiten, Affären oder Absichten versteckt bzw. für eine gewisse Zeit nicht preisgegeben werden. Sobald die Schüchternheit vorüber oder die Ernsthaftigkeit zurückgekehrt ist, werden die Dinge aufgedeckt.

Beispiel: (1) Kinder, die Sachen verstecken. Sie wollen sie nicht stehlen, sondern verstecken sie aus Spaß.
(2) Eine alte Frau, die auf die Hilfe ihrer Kinder angewiesen ist, kommt in die Sprechstunde. Vor drei Tagen ist sie gestürzt und hat eine starke Prellung am Bein. Auf die Frage, ob sie ihren Kindern Bescheid gegeben hätte, antwortet sie: »Ach warum, die werden es noch früh genug erfahren« und lacht. Es ist einfach nicht meine Art, sofort alles zu erzählen. Manche Dinge behalte ich erstmal für mich und erzähle sie dann irgendwann«.
(3) Patient: »Behandeln Sie auch Patienten, mit denen Sie nicht direkt sprechen?«
Homöopath: »Wie meinen Sie das?«
Patient: »Wenn Ihnen beispielsweise jemand etwas über einen anderen Ihrer Patienten erzählen würde, könnten Sie dann für diesen Patienten auch ein Arzneimittel verschreiben?«
Homöopath: »Das hängt von den Umständen ab, aber ich weiß immer noch nicht, um was es Ihnen wirklich geht?«
Patient: »Es geht um meinen Freund, der auch bei Ihnen in Behandlung ist... «.

A ⇒ **Verstecken, Verlangen sich zu**
hide, desire to

verstecken: verbergen, nicht zum Vorschein bringen

Verlangen: Bedürfnis

Inter.: Das Verlangen haben, etwas Bestimmtem auszuweichen, etwas Bestimmtes zu vermeiden. Nicht aus Gründen der Verschlossenheit, sondern um Unannehmlichkeiten und Schwierigkeiten zu vermeiden.

Beispiel: (1) Ein Kind kommt in die Praxis und versteckt sich hinter einem Stuhl.
(2) Eine Frau sitzt im Restaurant und sieht einen entfernten Bekannten, den sie jetzt nicht sprechen möchte, das Restaurant betreten. Sie versteckt sich hinter der Zeitung.
(3) Patient: »Ich habe das Gefühl, eine Erkältung zu bekommen und möchte sie vermeiden, wenn es geht!«
(4) Patient: »Ich möchte nicht, daß die Menschen mich in diesem Zustand sehen, deshalb vermeide ich es, mich in der Öffentlichkeit zu zeigen«.

C ⇒ **Furcht, bemerken, man würde ihren Zustand**
Fear, observed, of her condition, being

Furcht: Angst, angesichts einer bestimmten Bedrohung oder Gefahr siehe > 2

bemerken: wahrnehmen, erkennen, entdecken

man: steht stellvertretend für jedermann

Zustand: augenblickliches Beschaffen-, Geartetsein von jemandem oder einer Sache in einem bestimmten Augenblick

Inter.: Es ist eine Steigerung von »Verlangen, sich zu verstecken«. In dieser Rubrik ist es die *Angst*, daß die anderen Menschen etwas entdecken oder bemerken könnten, was nicht zum Vorschein kommen soll.

Beispiel: (1) Patient: »Ich habe Angst, daß die Leute merken, wie schlecht es mir geht, deshalb zeige ich mich nicht mehr in der Öffentlichkeit«.
(2) Patient: »Ich habe Angst, daß meine Klassenkameraden merken könnten, daß ich noch immer Bettnässer bin. Deshalb fahre ich nicht mit auf die Klassenfahrt«.

69. Geschäft, unfähig zu > 160

70. Gesellschaft, Abneigung gegen, Anblick von Menschen; vermeidet den: liegt mit geschlossene Augen; und B

Company, aversion to, avoids the sight of people and lies with eyes closed sep.

Abneigung: deutlich bewußte Empfindung, jemanden oder etwas nicht zu mögen

Anblick: etwas, was sich dem Auge darbietet

Gesellschaft: Begleitung, das Zusammensein, Umgang

liegen: in einem Zustand des Nichtstuns verbleiben

mit geschlossenen Augen: nicht sehen wollen

Inter.: Eine Abneigung gegen die Gesellschaft anderer Menschen haben; das Verlangen verspüren, weder von den Menschen gesehen zu werden, noch selbst jemanden zu sehen und sich deshalb zurückziehen, um mit geschlossenen Augen dazuliegen.

Beispiel: Patient: »Am liebsten würde ich mich den ganzen Tag ins Bett legen und die Augen schließen«.
Homöopath: »Warum haben sie dieses Bedürfnis?«
Patient: »Weil ich einerseits nicht von den Menschen gesehen werden möchte, andererseits aber auch selbst niemanden sehen will«.

B 71. Gesellschaft, Abneigung gegen, Verlangen nach Einsamkeit, liegt mit geschlossenen Augen

Company, averse to, desires solitute, lies with eyes closed sep.
(diese Rubrik ist nicht im Synthesis aufgeführt, ist aber im Orginal-Kent enthalten)

Abneigung: deutlich bewußte Empfindung jemanden oder etwas nicht zu mögen

Gesellschaft: Begleitung, das Zusammensein, Umgang

liegen: in einem Zustand des Nichtstuns verbleiben

mit geschlossenen Augen: nicht sehen wollen

Einsamkeit. für sich alleine sein

Inter.: Den Wunsch haben, für sich zu sein, nichts zu tun und sich deshalb zurückzuziehen, um mit geschlossenen Augen zu liegen. Hier steht das Verlangen nach Einsamkeit im Vordergrund und nicht die Abneigung, angeschaut zu werden, oder andere Menschen anzuschauen.

Beispiel: Patient: »Nachdem ich arbeiten war, möchte ich alleine sein, nichts machen, meine Augen schließen und mich ausruhen«.

B 72. Gesten, Gebärden, macht, greifen (= nach etwas haschen; nach Flocken greifen; Flockenlesen)

Gestures, grasping or reaching at something, at flocks

Geste: spontane oder bewußt eingesetzte Bewegung des Körpers, insbesondere der Hände und des Kopfes, die jemandes Worte begleitet oder ersetzt (und eine bestimmte innere Haltung ausdrückt)

greifen: ergreifen, in die Hand nehmen, packen

Inter.: Während der Anamnese beobachten, daß der Patient nach etwas greift, etwas in die Hand nimmt.

Diese Rubrik wird besonders häufig bei Kindern angewendet.

Beispiel: (1) Während der Anamnese greift das Kind immer wieder nach einem Kugelschreiber, der auf dem Tisch liegt.
(2) Ein Kind läuft hinter einer Katze her und versucht sie zu fangen.

73. Gesund, sagt, er sei gesund, Krank ist, wenn er sehr A

Well, says, when he is very sick

gesund: ohne Störung im körperlich-geistigen Wohlbefinden

krank: im körperlichen und/oder geistigen Wohlbefinden beeinträchtigt

Inter.: Obwohl der Patient körperliche oder seelische Probleme hat, sagt er, er sei gesund.

Beispiel: (1) Patient: »Ich leide stark unter Verspannungen und unter Kopfschmerzen«.
Homöopath: »Haben Sie sonst noch Beschwerden?«
Patient: »Nein, ansonsten bin ich gesund«.
(2) Patient: »Eigentlich bin ich gesund bis auf meine ständigen Infekte, die mich einfach nicht loslassen«.

⇒ Wahnidee, Reichtum von B

Delusion, wealth of

Wahnidee: siehe > 150

Reichtum: Reichhaltigkeit, reiche Fülle von etwas

Inter.: Das Gefühl, daß es an Nichts fehlt. Es ist ein Gefühl von Fülle, Überfluß, Reichhaltigkeit, Stolz und Wohlstand, durch das der Patient erfüllt ist.

Beispiel: (1) Patient: »Ich strotze nur so vor Gesundheit, mir fehlt nichts außer diesen Konzentrationsschwierigkeiten«.

(2) Patient: »Ich habe soviel Geld, daß ich gar nicht alles ausgeben kann«.
(3) Patient: »Ich bin sehr stolz auf alles, was ich in meinem Leben bisher erreicht habe. Ich habe einen sehr gut Beruf, phantastische Kinder und eine wunderschöne Frau«.
(4) Patient: »Hätte ich nicht ab und zu diese schrecklichen Kopfschmerzen, wäre ich der glücklichste Mensch der Welt«.
Homöopath: »Sie meinen, Ihnen fehlt es an nichts?«
Patient: »Genau, ich habe alles, was man sich vorstellen kann nd bin absolut glücklich«.

A 74. Getragen, Verlangen getragen zu werden

Carried, desires to be

getragen: transportiert werden

Verlangen: nachdrückliche Forderung, ein Haben wollen

Inter.: »Getragen werden« ist ein passiver Vorgang, bei dem eine Person, ohne ihr eigenes Gewicht zu tragen und selbst Mühen auf sich zu nehmen, von einer Position zur anderen transportiert wird. Auf der geistigen Ebene entspricht das einem Verhalten eines Menschen, der seine Verantwortung an eine andere Person oder Methode abgibt, die ihn »tragen soll« und ihm beispielsweise ermöglicht, vom Zustand der Krankheit in den Zustand der Gesundheit zurückzukehren.

Beispiel: (1) Patient: »Meine Frau hat mich zu Ihnen geschickt, sie meinte, Sie können etwas für mich tun«.
(2) Patient: »Ich suche jemanden, der mich aus dieser Situation rausholt«.
(3) Eine Mutter erzählt über ihr Kind, daß es die ganze Zeit getragen werden möchte.
(4) Patienten, die ständig anrufen und die bei dem geringsten Anlaß wissen wollen, wie sie sich am besten zu verhalten haben.

75. Getragen, Verlangen getragen zu werden, langsam C

Carried, desires to be, slow puls.

getragen: transportiert werden

Verlangen: nachdrückliche Forderung, ein Haben wollen

langsam: mit wenig Geschwindigkeit

Inter.: Warum soll der Vorgang des Getragenwerdens langsam geschehen? Um ein mögliches Ruckeln und Holpern zu vermeiden. Das bedeutet, daß der Patient ohne Schwierigkeiten und Unannehmlichkeiten, bequem und sicher getragen werden möchte.

Beispiel: Patient: »Lassen Sie sich ruhig Zeit mit meinem Fall. Ich mag es nicht, wenn Dinge in Eile erledigt werden, weil es dann nur zu unnötigen Schwierigkeiten kommen kann. Ich muß nur merken, daß ich mich bei Ihnen gut aufgehoben fühle und durch Ihre Behandlung auf dem Wege der Genesung bin. Dann ist es unwichtig, wieviel Zeit Sie benötigen«.

76. Getragen, Verlangen getragen zu werden, schnell B

Carried, desires to be, fast

schnell: mit erhöhter Geschwindigkeit

Inter.: Das Verlangen nach einer schnellen Besserung der Beschwerden (durch eine Person oder Methode) haben.

Beispiel: (1) Patient: »Tun Sie schnell etwas für mich«.
(2) Patient: »Ich kann nicht lange warten, wenn ich Beschwerden habe. Ich möchte dann, daß man mir schnell hilft, sonst ist das nicht die richtige Therapie für mich«.
(3) Patient: »Am liebsten würde ich es sehen, wenn durch die homöopathische Therapie ein Wunder geschehen würde und ich sofort gesund wäre«.

C ⇒ **Gleichgültigkeit, Genesung, gegenüber seiner**
Indifference, recovery, about his

Gleichgültigkeit: es macht keinen Unterschied

Genesung: gesund werden

Inter.: Die Schmerzen oder Beschwerden sollen gelindert oder beseitigt werden, wobei die wirkliche Genesung keine Rolle spielt.

Beispiel: (1) Patient: »Ich möchte diese Beschwerden loswerden. Deshalb lasse ich mich erstmal operieren«.
Homöopath: »Aber ich habe Ihnen doch bereits gesagt, daß das höchstwahrscheinlich nicht die Lösung Ihrer Probleme sein wird. Sie werden durch eine Operation nicht gesund werden können«.
Patient: »Das weiß ich, aber über das Gesundwerden denke ich später nach«.
(2) Ein Patient meldet sich nach der Erstanamnese erst nach zwei Monaten wieder, obwohl seine Beschwerden nicht gelindert wurden. Auf die Frage, warum er sich erst jetzt wieder meldet, sagt er: »Ich habe zwar daran gedacht, schon früher zu Ihnen zu kommen, habe es aber immer wieder aufgeschoben, weil andere Dinge dazwischen gekommen sind«.
(3) Patient: »Geben Sie mir bitte zuerst etwas zur Linderung der Schmerzen und unternehmen Sie dann erst etwas für meinen allgemeinen Zustand«.

77. Gewissenhaft, peinlich genau in bezug auf Kleinigkeiten > 34

C **78. Geziertheit, Affektiertheit**
Affectation

Geziertheit: sich nicht natürlich geben, gekünstelt

Inter.: Sich in unnatürlicher, leicht übertriebener Art und Weise darstellen, um anderen zu imponieren.

Beispiel: (1) Es ist zu beobachten, daß der Patient in großen Schwierigkeiten ist. Er tut aber so, als würden die Beschwerden ihn gar nicht stören. Er möchte den Eindruck eines Mannes machen, der Schmerzen ohne weiteres ertragen kann. Deshalb verstellt er sich.
(2) Immer wenn mein Mann mit Bekannten zusammen ist, benutzt er besonders viele Fremdwörter, um einen intelligenten Eindruck zu machen. Sobald die Bekannten wieder gegangen sind, redet er wieder normal.

⇒ Heuchelei C

Hypocrisy

Heuchelei: Verstellung, Vortäuschung nicht vorhandener Gefühle, Eigenschaften, Prinzipien etc.

Inter.: In der Rubrik »Geziertheit« handelt es sich um ein gekünsteltes Verhalten, mit dem sich die Person in einer bestimmten Art und Weise besonders hervortun möchte. Deshalb werden die Eigenschaften und Fähigkeiten in einer übertriebenen Art dargestellt. Bei diesem Verhalten wird niemandem Schaden zugefügt oder niemand verletzt. Heuchelei hingegen ist eine bewußte Manipulation durch vorgetäuschte Verhaltensweisen, Meinungen, Prinzipien oder Gefühle, um andere Menschen in irgendeiner Form zu beeinflussen.

Beispiel: (1) Patient: »Mein Mann ist ein Heuchler. Wenn wir in Gesellschaft sind, setzt er sich vehement fürs das Nichtrauchen ein, aber zu Hause raucht er ständig«.
(2) Patient: »Unsere Großmutter tut immer so, als wäre sie ein sehr religiöser Mensch. Wenn es aber darum geht, anderen zu helfen, merkt man, daß ihre Religiosität nur aus leeren Worten besteht«.

79. Gleichgültigkeit,Genesung, gegenüber der > 76

A **80. Gleichgültigkeit, Leiden gegen**
Indifference, suffering, to

Gleichgültigkeit, klagt nicht

Indifference, complain, does not

Gleichgültigkeit: Belanglosigkeit, Desinteresse, Teilnahmslosigkeit

Leiden: Gebrechen, Krankheit, mit der jemand über längere Zeit oder dauernd behaftet ist

Inter.: Es macht keinen Unterschied, ob die Beschwerden vorhanden sind oder nicht. Deshalb fühlt sich der Patient auch nicht betroffen und beklagt sich nicht über die Beschwerden.

Beispiel: (1) Patient: »Eigentlich habe ich mich an die Schmerzen gewöhnt«.
(2) Ein Kind hat starken Husten und die Mutter berichtet, daß ihm das gar nichts auszumachen scheint. Das Kind würde sich weder beklagen noch sich in irgendeiner Form anders verhalten als sonst.

C ⇒ **Gleichgültigkeit, liegt mit geschlossenen Augen**
Indifference, lies with eyes closed

Gleichgültigkeit: Belanglosigkeit, Desintresse, Teilnahmslosigkeit

liegt: ein Zustand der Inaktivität

geschlossene Augen: man sieht nichts

Inter.: In einem Zustand der Gleichgültigkeit verharren und die Beschwerden ignorieren, als wären sie unbemerkt geblieben, wobei der Zustand sehr ernst sein kann.

Beispiel: (1) Patient: »Ich bin mir schon bewußt, daß meine Erkrankung sehr ernst ist, aber eigentlich kümmert mich das gar nicht. Deshalb unternehme ich auch nichts dagegen«.

(2) Der Patient bemerkt völlig ruhig: »Ich trinke schon seit sehr langer Zeit eine große Menge Alkohol«
Homöopath: »Sie sagen das, als würde es Sie gar nicht berühren?«
Patient: »Sie haben recht, daß stört mich auch nicht, weil ich es bisher einfach ignoriert habe«.

⇒ **Schließen der Augen amel.** **D**
Closing eyes amel.

schließen: bei einer Sache bewirken, daß sie nach außen hin zu ist

Augen: Sehorgan des Menschen

Inter.: Sich der Beschwerden oder Probleme bewußt sein, aber die Augen davor verschließen. Dieses Verschließen vor der Realität bessert den Zustand. Es ist, als würde eine Maus, die einer Katze gegenübersteht, einfach die Augen schließen und dadurch ihre Angst vor der Katze lindern.

Beispiel: Patient: »Ich weiß, daß diese Beschwerden sehr gefährlich sind. Trotzdem schaue ich sie mir nicht an, ich ignoriere sie, damit geht es mir besser«.

⇒ **Bewußtlosigkeit, Schreien: unterbrochen durch:** **B**
Unconsciousness, interrupted by screaming bell.

Bewußtlosigkeit: ohne Besinnung, ohne Wahrnehmungsfähigkeit

unterbrochen: aussetzen

schreien: schriller Laut

Inter.: Die Beschwerden werden über lange Zeit gar nicht wahrgenommen und dann plötzlich gibt es kurze Augenblicke des Bewußtwerdens. Das kann durch einen starken Anfall oder andere Dinge geschehen. Dieses Verhalten hat nichts mit einer Gleichgültigkeit oder einem Ignorieren der Beschwerden zu tun, sondern zeigt uns, daß der Patient in bestimmten Phasen sich seiner Krankheit nicht bewußt ist.

Beispiel: (1) Patient: »Normalerweise merke ich meine Beschwerden gar nicht, nur wenn sie besonders stark sind, unternehme ich etwas«.
(2) Eine Mutter kommt mit ihrem Kind in die Praxis. Es schläft. Plötzlich wird das Schlafen durch Schreie und Weinen unterbrochen. Dieser Vorgang wiederholt sich.

81. Gleichgültigkeit, liegt mit geschlossenen Augen
> 80

C **82. Gleichgültigkeit, persönliche Erscheinung, sein Äußeres; gegen die**

Indifference, personal appearance, to sulph.

Gleichgültigkeit: Belanglosigkeit, Desintresse,Teilnahmslosigkeit

persönliche: seine eigene

Erscheinung: durch ihr Äußeres, ihr Erscheinungsbild in bestimmter Weise wirkende Persönlichkeit

Inter.: Nicht daran interessiert sein, einen besonderen Eindruck nach außen hin zu machen, was sich in einer Gleichgültigkeit gegenüber Dingen, wie der Kleidung, dem Auftreten oder den Manieren äußert.

Beispiel: (1) Patient: »Mir ist es ganz egal, welche Kleidung ich trage, oder ob ich mich gut benehme, das interessiert mich überhaupt nicht«.
(2) Patient: »Unser Sohn legt überhaupt keinen Wert auf seine Kleidung und seine äußere Erscheinung. Er sieht aus wie ein Gammler und fühlt sich immer noch wohl dabei«.

83. Gleichgültigkeit, Vorwürfe, gegen alle **C**
Indifference, reprimands, to all
(reprimands: Verweis, Maßregelung) merc.

Verweis: zum Vorwurf machen, jemanden auf etwas hinweisen, aufmerksam machen

Inter.: Eine Person erhält einen Verweis, damit sie sich in einer bestimmter Weise verhält. Hier beachtet die betreffende Person diesen Verweis nicht, so als wäre er nicht ausgesprochen worden und fährt unbeeindruckt in ihrem Verhalten fort.

Beispiel: Patient: »Jedesmal, wenn ich meinem Kind etwas verbiete, scheint es, als höre es dieses Verbot gar nicht. Es ist, als wäre es völlig gleichgültig, ob ich diese Verbot ausgesprochen habe. Es macht so weiter, als wäre nichts geschehen«.

⇒ **Ungehorsam** **C**
Disobedience

Ungehorsam: Unfolgsamkeit, Auflehnung

Inter.: Bestimmten Anweisungen und Regeln nicht gehorchen und sich widersetzen.

Beispiel: Patient: »Immer wenn ich meinem Sohn sage, was er tun soll, bekomme ich ein klares »Nein, das mache ich nicht« zu hören. Er gehorcht einfach niemals«.

84. Gleichgültigkeit, Wünsche noch irgendwelchen Willen; hat weder **B**
Indifference, desire, has no, no action of the will

Wünsche: Begehren, das man bei sich hegt oder äußert, dessen Erfüllung man sich mehr erhofft, als daß man den eigenen Willen anstrengt

Wille: Wollen, die Fähigkeit, sich bewußt gegen oder für etwas zu entscheiden

Inter.: Der Willen und die Wünsche sind die wichtigsten Antriebskräfte des Menschen. Kommen beide zum Stillstand, gibt es keine Bewegung mehr. Es herrscht Stillstand. Diesen Patienten ist alles gleichgültig, sie verharren an dem Platz, an dem sie sich befinden und brauchen Reize von außen, um irgendeine Veränderung herbeizuführen. Gibt es diese Antriebskraft von außen nicht, besteht kein Grund, kein Bedürfnis, irgendetwas zu verändern.

Beispiel: (1) Patient: »Ich habe zu nichts mehr Lust. Wenn mein Mann mich nicht zur Hausarbeit antreiben würde, würde ich auch die nicht machen. Überhaupt brauche ich jemanden, der mir sagt, was ich tun soll, andernfalls mache ich nichts, will auch gar nichts machen«.
(2) Patient: »Unser Sohn ist sehr seltsam. Es ist, als würde er mit offenen Augen schlafen. Von alleine will er überhaupt nichts. Es sitzt da und spielt noch nicht einmal. Nur, wenn mein Mann und ich uns mit ihm befassen, kommt ein wenig Leben in ihn«.

85. Halten: gehalten zu werden; Verlangen > 45

86. Halten: gehalten: amel. wenn er gehalten wird > 45

C 87. Heiterkeit, erinnern; kann sich an längst Vergessenes

Exhilaration, recall things long forgotten, can gels.

Heiterkeit: nach außen hin sichtbar werdende, fröhliche, lockere Stimmung

erinnern: im Gedächtnis bewahrt haben und sich dessen wieder bewußt werden

längst: seit langer, geraumer Zeit

Vergessenes: aus dem Gedächtnis Verlorenes

Inter.: Fröhlich und ausgelassen werden, bei der Erinnerung an angenehme vergangene Dinge, Situationen, etc.

Beispiel: Ein unter Depressionen leidender, älterer Patient fängt an zu lächeln und sagt: »Damals, da war ich noch gesund und konnte noch vieles unternehmen. Das waren phantastische Zeiten«.

88. Herausfordernd **B**

Defiant
(defiant: trotzig, herausfordernd)

herausfordern: jemanden auffordern, sich zum Kampf zu stellen; jemanden bewußt reizen, um eine Reaktion zu erreichen

erreichen: provozieren

trotzen: Widerstand leisten

Inter.: Es gibt zwei Interpretationen dieser Rubrik: 1. im Sinne von provozieren und 2. im Sinne von Widerstand leisten, gegen etwas ankämpfen. In beiden Fällen handelt es sich um ein Verhalten, mit der eine Person sich gegen eine Autorität oder eine gegnerische Kraft, die sie zu dominieren versucht, auflehnt. Sie möchte nicht dominiert werden.

Beispiel: zu (1) Eine Mutter verbietet ihrem Kind an der Steckdose zu spielen. Das Kind schaut sie ganz bewußt an und spielt weiter, als wolle es sagen: »Mal schauen was Du jetzt machst«.
zu (2) Patient: »Ich kämpfe jetzt schon seit zehn Jahren gegen diese Kopfschmerzen an. Ich werde nicht aufgeben und diese Krankheit nicht akzeptieren«.
zu (2) Patient: »Ich werde alles tun, um davon loszukommen, ich werde es nicht akzeptieren«.

B **89. Herzlich, liebevoll, zärtlich**
Affectionate

herzlich: eine von innen kommende Freundlichkeit besitzend, ausstrahlend, zeigend

Inter.: Voller Gefühlswärme anderen Menschen entgegentreten und durch sein Verhalten und Auftreten Anziehung ausüben. Andere Menschen lieben und von ihnen geliebt werden.

Beispiel: (1) Patient: »Er ist so ein netter Mensch. Man kann gar nicht anders, als ihn zu mögen«.
(2) Eine Mutter berichtet über ihr Kind, daß alle Leute sagen würden, wie reizend es sei.

90. Heuchelei > 78

91. Hilflosigkeit, Gefühl der > 39

B **92. Hoffnung, voller**
Hopeful

Hoffnung: Vertrauen in die Zukunft, Zuversicht, Optimismus

voller: angefüllt mit

Inter.: Das Gefühl haben, daß sich alles zum Positiven hin entwickelt, daß die Probleme und Schwierigkeiten bewältigt werden. Zuversichtlich sein, daß sich die erwünschten Erfolge einstellen werden.

Beispiel: (1) Patient: »Mir ist ein wenig unwohl bei dem Gedanken an die Prüfung, aber eigentlich bin ich schon sicher, sie zu bestehen«.
(2) Patient: »Ich fühle, daß ich wieder gesund werde«.
(3) Patient: »Es kann alles noch so auswegslos erscheinen, ich bin ein Mensch, der immer voller Hoffnung ist«.

⇒ Frivol **B**
Frivolous

frivol: unbedacht und vorschnell, leichtfertig

Inter.: Sich keine tiefen Gedanken über etwas machen. Es fehlt die nötige Ernsthaftigkeit, die normalerweise in einer bestimmten Situation angebracht wäre.

Beispiel: Ein Patient, der unter einem Magengeschwür leidet, antwortet auf die Frage, wie er mit seiner Krankheit umgehen würde, mit einem Schulterzucken und bemerkt: »Ach, das wird schon wieder, da mache ich mir keine Sorgen«.

93. Impertinenz, Unverschämtheit **D**
Impertinence

Impertinenz: dreiste Ungehörigkeit, Frechheit

unverschämt: über die Grenzen des Taktes und des Anstandes hinwegsetzend, die Gefühle der anderen verletzen, Respektlosigkeit

Inter.: Die geltenden Umgangsformen verletzen und sich frech, ungehörig und unverschämt verhalten.

Beispiel: (1) Eine Mutter beklagt sich über ihr Kind, daß es sie ständig in den Gesprächen mit anderen unterbrechen würde.
(2) Patient: »Mein Kind verhält sich nie, wie es sich verhalten sollte. Es verletzt ständig meine und die Gefühle seiner Mitmenschen. Es scheint nicht im geringsten zu wissen, was sich gehört«.

94. Jammern, Lamentieren **B**
Lamenting

jammern: jemandem laut und wortreich klagen, um damit körperliche oder seelische Probleme ausdrücken

lamentieren: ausgiebig klagen

Inter.: Durch lautes und wortreiches Klagen zum Ausdruck bringen, wie schwer die Leiden und Schmerzen zu ertragen sind.

Beispiel: (1) Patient: »Oh, mein Gott, diese Schmerzen«.
(2) Patient: »Diese Krankheit ist so schlimm, so schlimm, ich glaube ich muß sterben«.
Homöopath: »Meinen Sie wirklich, daß Sie sterben werden?«
Patient: »Nein, nicht wirklich, aber Sie können sich nicht vorstellen, wie schlimm die Schmerzen sind. Sie sind ganz furchtbar«.

C 95. Kinder, wachsame Kinder, die auf jede Geste achten

Children, watchful, who are on the look out for every gesture phos.

Kind: Mensch, der sich noch im Lebensabschnitt der Kindheit befindet

wachsam: mit wachen Sinnen etwas beobachtend, sehr aufmerksam, voller Konzentration

Geste: spontane oder bewußt eingesetzte Bewegung des Körpers, insbesondere der Hände und des Kopfes, die jemandes Worte begleitet oder ersetzt (und eine bestimmte innere Haltung ausdrückt)

achten: jemandem oder einer Sache Beachtung, Aufmerksamkeit schenken

Inter.: Bei diesen Kindern ist zu beobachten, daß sie sehr aufmerksam sind und jede Geste und Handlung der anwesenden Personen verfolgen.

Beispiel: (1) Man spürt, daß das Kind sehr aufmerksam ist. Es ist, als würde es einen unauffällig beobachten. Es bekommt alles mit und verfolgt sämtliche Bewegungen und Gesten, die man macht.
(2) Eine Mutter sagt: »Wann immer ich etwas suche, frage ich zuerst meine Tochter, ob sie weiß, wo ich die entsprechenden Dinge hingelegt habe. Meistens weiß sie ganz genau, wo sich die Dinge befinden. Sie ist immer sehr aufmerksam, auch in bezug auf Kleinigkeiten«.

96. Klammert sich: Personen oder Möbel; an **A**

Clining to persons or furniture etc.

klammern: versuchen sich festzuhalten, indem man jemanden oder etwas (mit den Armen oder Beinen) fest umschließt

Personen: Menschen

Möbel: Gegenstände

Inter.: Sich an Menschen oder Gegenstände anklammern, indem sich an sie »gehängt« wird. Dieses Verhalten kann aus unterschiedliche Motiven entstehen z.B. aus Angst, aus einem übermäßigen Vertrauen, aus Gewohnheit, aus Liebe, etc. Derjenige, der das Objekt dieses Vorganges ist, fühlt sich oftmals bedrängt.

Beispiel: (1) Mütter beklagen sich oft über ihre Kinder, die sie gar nicht mehr loslassen wollen. Sie folgen ihnen überall hin und lassen sie nicht aus den Augen. Solch eine Mutter sagt über ihr Kind: »Mein Kind ist wie ein kleiner Klammeraffe, ich werde es einfach nicht los«.

(2) Patienten, die sich an einen Therapeuten klammern: »Ich werde die Behandlung auf gar keinen Fall bei ihnen abbrechen. Sie werden mich heilen«.

(3) Patient: »Ich kann mich nicht von meinem Mann trennen. Er ist schrecklich zu mir, aber ich komme nicht von ihm los«.

(4) Eine Mutter kommt mit ihrem Kind in die Praxis, und man bemerkt sofort, daß das Kind immer dicht bei der Mutter bleibt. Zeitweise umklammert es auch noch ihre Beine.

(5) Patienten, die mehrmals am Tag anrufen und von denen man sich bedrängt fühlt.

⇒ Klammern, hält sich an anderen fest **C**

Clinging, graps at others

(die deutsche Übersetzung ist unglücklich gewählt worden«. »graps« bedeutet: ergreifen, greifen nach, festhalten)

greifen: ergreifen, packen

anderen: nicht das selbst

Inter.: »Ergreifen« und »packen« haben eine stärkere Bedeutung als sich festzuhalten oder sich anzuklammern. Etwas, was gepackt ist, kann sich nur schwer bewegen. Es geht über ein Gefühl des Bedrängtseins hinaus. Die Freiheit der ergriffenen Person wird eingeschränkt. Es beinhaltet die Tendenz, den anderen dominieren zu wollen, ist aber nicht so stark ausgeprägt wie in der Rubrik »Diktatorisch, herrschsüchtig, dogmatisch, despotisch«.

Beispiel: (1) Ein kleines Kind sitzt auf dem Schoß der Mutter und hält den Kopf der Mutter fest in ihren Händen. Man merkt, daß die Mutter sich in diesem Moment nicht ohne weiteres bewegen kann, weil das Kind ihren Kopf gepackt hält.
(2) Das Kind klammert nicht nur, es fängt jämmerlich an zu schreien und ruft: »Bleib hier, Bleib hier!«, wenn die Mutter den Raum verlassen will.
(3) Menschen, die sich fanatisch an einem Therapeuten festhalten. Die ihn durch ihr Vertrauen und ihre Abhängigkeit erdrükken.

C ⇒ **Diktatorisch, herrschsüchtig, dogmatisch, despotisch**

Diktatorial

diktatorisch: seiner Umgebung seinen Willen und seine Vorstellungen aufzwingen

Inter.: »Ich bestimme, was gemacht wird !« ; das ist die Steigerung der Rubrik »Klammert, greift nach anderen«. In diesem Fall geht es nicht um das klammernde oder ergreifende Verhalten, sondern darum, daß die anderen sich so verhalten, wie die Person es will.

Beispiel: (1) Das Kind brüllt in einem bestimmenden Ton: »Bleib hier!«, wenn die Mutter weggehen möchte.
(2) Patient: »Zu Hause müssen alle Familienmitglieder das machen, was mein Mann möchte, sonst wird er sehr ärgerlich«.

97. Klammern, hält sich an anderen fest > 96

98. Klammern, Kind: erwacht mit Entsetzen, erkennt niemanden, brüllt und klammert sich an die Umstehenden B

Clining, child awakens terrified, knows no one, screams, clings to those near

klammern: versuchen sich festzuhalten, indem man jemanden oder etwas (mit den Armen oder Beinen) fest umschließt

Kind: Mensch, der sich noch im Lebensabschnitt der Kindheit befindet

erwachen: aufwachen

Entsetzen: mit Grauen und panikartiger Reaktion verbundener Schrecken

erkennen: so deutlich sehen, daß man weiß, wen oder was man vor sich hat

brüllen: laut schreien

Umstehende: Personen, die in der Nähe sind

Inter.: Das Kind erwacht mit Entsetzen während des Schlafes, fängt an zu schreien, erkennt die Menschen in seiner Umgebung nicht und hält sich an ihnen fest.

Beispiel: Patient: »Unser Kind erwacht schreiend in der Nacht. Es scheint dann noch nicht richtig wach zu sein, weil es uns nicht erkennt. Es klammert sich an uns und läßt uns nicht mehr los, bis es sich beruhigt hat«.

99. Kummer, still > 136

B **100. Lachen, Sprechen beim**
Laughing, speaking when bell.

lachen: eine Mimik, bei der durch gleichzeitiges hervorbringen unartikulierter Laute, Freude und Erheiterung zum Ausdruck gebracht wird

sprechen: durch Worte verständigen

Inter.: Der Patient lacht oder lächelt ständig, während er spricht, als gehöre es zu seiner Natur.

Beispiel: Beobachten, daß die Patientin ständig lächelt, während sie von ihren Symptomen berichtet.

B **101. Lachen, unwillkürlich**
Laughing, involuntarily

unwillkürlich: gegen den eigenen Willen

Inter.: Bei manchen Patienten ist zu beobachten, daß sie keine Kontrolle über ihr Lachen haben und bei vielen Gelegenheiten, sei es aus Verlegenheit oder anderen Gründen, gegen ihren Willen lachen.

Beispiel: (1) Eine Patientin kommt in die Praxis. Es ist ein paar Sekunden Ruhe, man schaut sie an und sie beginnt zu lächeln. Es ist kein gewolltes Lächeln, sondern ein Lächeln das unfreiwillig ihr Gesicht verzerrt.
(2) Nachdem ein Patient etwas gesagt hat, beginnt er zu lächeln. Das geschieht vollkommen unfreiwillig.

B **102. Langeweile**
Ennui

Langeweile: als unangenehm, lästig empfundenes Gefühl des Nichtausgefülltseins, der Eintönigkeit, das aus Mangel an Abwechslung, Anregung, an interessanter, reizvoller Beschäftigung entsteht

Inter.: Genug von einer gegenwärtigen Situation haben und sich nach Abwechslung sehnen.

Beispiel: (1) Patient: »Jetzt liege ich schon seit fünf Tagen im Bett. Am Anfang war es schön sich auszuruhen, aber jetzt habe ich die Nase voll, ich möchte endlich etwas anderes machen können«.
(2) Patient: »Ich habe genug von dieser Art zu leben, habe diese Eintönigkeit satt und sehne mich nach Veränderungen«.

103. Launenhaftigkeit A

Capriciousness

Launenhaftigkeit: etwas wollen, aber nicht wissen was

Inter.: Ständigen Stimmungsschwankungen unterworfen sein und deshalb die Dinge ablehnen, die zuvor sehnlichst erwünscht wurden.

Beispiel: (1) Patient: »Mal möchte ich dies, mal das, ich weiß einfach nicht, was ich will«.
(2) Patient: »Ich kann mein Kind einfach nicht zufrieden stellen. Gerade wollte es Orangensaft, dann möchte es wieder Milch usw. Ich kann es ihm nicht recht machen«.
(3) Patient: »Ich weiß nicht genau, was mit mir los ist, brauche aber ein Mittel. Also bitte, verschreiben Sie, ohne mich Näheres zu fragen«.

104. Licht, meidet C

Light, shuns

Licht: etwas, was die Umgebung hell macht, erleuchtet, sichtbar macht

meiden: einer Sache bewußt ausweichen

Inter.: Licht bedeutet im übertragenen Sinne Klarheit, Wissen, Hoffnung etc. In dieser Rubrik meidet der Patient bewußt das Wissen über etwas. Er glaubt, daß es besser ist, über etwas nicht Bescheid zu wissen und im Ungewissen zu bleiben.

Beispiel: (1) Patient: »Ich möchte gar nicht wissen, wie meine Krankheit heißt, oder welche Gefahren mit ihr verbunden sind. Das würde mich nur verrückt machen und mir weitere Probleme bereiten«.
(2) Patient: »Ich werde keine Untersuchungen vornehmen lassen. Besser ich weiß von nichts, dann mache ich mir auch weniger Sorgen«.

A 105. Licht, Verlangen nach

Light, desire for

Licht: etwas was die Umgebung hell macht, erleuchtet, sichtbar macht

Verlangen: nachdrückliche Forderung, Haben wollen

Inter.: Verlangen, Klarheit in die Dinge zu bringen. In bezug auf die Krankheit heißt das, wissen zu wollen, ob die Behandlungsmethode Erfolg verspricht, ob eine Heilung möglich ist und welche Ursachen für eine Krankheit bestehen.

Beispiel: (1) Patient: »Kann die Homöopathie bei meiner Erkrankung helfen? Ist es möglich, daß ich wieder ganz gesund werde?«
(2) Patient: »Letzte Woche habe ich eine Röntgen-Untersuchung machen lassen. Ich wollte wissen, was mit meiner Hüfte eigentlich los ist«.
(3) Patient: »Bevor ich zu Ihnen in Behandlung komme, würde ich gerne ein Informationsgespräch mit Ihnen führen«.

D 106. Mutig

Courageous

mutig: furchtlos, angesichts einer Situation, in der man Angst haben könnte

Inter.: Ohne Angst einer bestimmten Situation gegenüber treten, in der andere Menschen normalerweise Angst empfinden würden.

Beispiel: Eine Patientin mit schweren Lungenbeschwerden sagt: »Gut, ich werde die Medikamente absetzen und auf ihre Medikamente vertrauen«.
Homöopath: »Haben sie denn keine Angst, daß etwas Unerwartetes geschehen könnte?«
Patient: »Nein, in solchen Belangen bin ich sehr mutig«.

107. Nackt sein, möchte B

Naked, wants to be

nackt: ohne Bedeckung

Inter.: Diese Rubrik findet nicht nur ihre Anwendung, wenn ein Patient körperlich das Bedürfnis hat, nackt zu sein, sondern auch im geistigen Bereich. Dort bedeutet es, keine Informationen über sich zurückbehalten und ganz offen und ehrlich über alles zu sprechen.

Beispiel: (1) Eine Patientin kommt in die Sprechstunde und beginnt sofort damit, ausführlich über ihre sexuellen Probleme zu reden.
(2) Patient: »Ich will ganz ehrlich zu Ihnen sein, ich habe Probleme mit meinem Freund«.
(3) Patient: »Unser Kind würde am liebsten den ganzen Tag nackt umherlaufen. Wenn wir ihm etwas anziehen wollen, sträubt es sich«.
(4) Ein Patient kommt wegen eines Hautausschlages am Gesäß in die Sprechstunde und streift unaufgefordert seine Hose herunter, um den Hautausschlag zu zeigen.

B 108. Neid

Envy

Neid: Empfindung, bei der man den Besitz oder Erfolg eines anderen Menschen selbst haben möchte

Inter.: Neid ist mit Traurigkeit und einer gewissen Niedergeschlagenheit verbunden. Eine Person, die neidisch ist, fragt sich, warum sie nicht das besitzt, was sie an anderen so beneidet. Es ist kein Gefühl der Feindschaft, sondern sie möchte lediglich bestimmte Dinge oder Eigenschaften ihr eigen nennen, die sie bei anderen beobachtet.

Beispiel: (1) Patient: »Ich bin zu dick, ich würde auch gerne so eine Figur wie die Frauen in den Modezeitschriften haben«.
(2) Patient: »Ich wüschte ich könnte mich auch so gut unterhalten wie meine Freundin«.

B ⇒ Eifersucht

Jealousy

Eifersucht: starke übersteigerte Furcht, die Liebe einer Person oder einen Vorteil mit jemanden teilen zu müssen oder an einen anderen verlieren zu können

Inter.: Eifersucht ist im Gegensatz zum Neid ein zerstörerisches Gefühl. Eine Person, die eifersüchtig ist, kann es weder ertragen, daß eine andere Person die gleiche Sache besitzen könnte, wie sie selbst noch, daß jemand etwas besitzt, was sie selbst nicht besitzt. Deshalb ist sie bereit, der Person oder den Dingen, die den Auslöser ihrer Eifersucht darstellen, Schaden zuzufügen oder sie zu zerstören.

Beispiel: (1) Patient: »Beide Geschwister sind sehr eifersüchtig aufeinander. Sobald sich der eine auf meinen Schoß setzt, kommt der andere und versucht ihn runterzustoßen«.

(2) Patient: »Ich kann es nicht ertragen, wenn meine Freundinnen ebenso tolle Klamotten anhaben wie ich«.

109. Neugierig B

Inquisitive

neugierig: sein Wissen vermehren, wißbegierig

Inter.: Sein Wissen vermehren wollen, um auf dem neuesten Stand der Dinge zu sein. Dies kann sich auf »Klatsch«, Wissen und Informationen aus den unterschiedlichsten Bereichen beziehen.

Beispiel: (1) Beobachten, daß ein Patient einen »langen Hals bekommt«, um mitzubekommen, was der Homöopath niederschreibt.
(2) Kinder, die ständig fragen: »Warum, weshalb, wieso etc.?«, die alles wissen wollen.
(3) Patienten, die alles über die Ausbildung und das Leben des Therapeuten wissen möchten.

110. Reisen, Verlangen nach B

Travel, desire for

reisen: von einem Ort zu einem bestimmten anderen Ort bewegen, wobei man jedes Transportmittel verwenden kann

Verlangen: nachdrückliche Forderung, Haben wollen

Inter.: Es ist im wörtlichen Sinne das Verlangen nach einem Ortswechsel, kann aber auch z.B. in dem Bedürfnis nach einer neuen Stellung im Beruf oder nach neuen Gedanken und Theorien zum Ausdruck kommen und beinhaltet immer ein festes Ziel.

Beispiel: (1) Patient: »Ich habe Lust, neue Orte zu sehen und suche mir deshalb immer wieder neue Reiseziele aus«.
(2) Patient: »Ich suche immer wieder nach neuen Theorien, um die Welt besser zu verstehen«.

C ⇒ **Wandern, Verlangen zu**
Wander, desire to

wandern: sich von einen Ort zum anderen bewegen, ohne ein bestimmtes Ziel zu haben

Inter.: Es ist die Bewegung von einen Ort zum anderen ohne ein festes Ziel zu haben, an der Gefallen gefunden wird.

Beispiel: (1) Patient: »Wenn ich Kopfschmerzen habe, streife ich einfach so umher, ohne ein bestimmtes Ziel zu haben. Ich laufe dahin, wo es mir gefällt«.
(2) Patient: »Ich liebe es in große Nachschlagewerke zu schauen und meine Gedanken ohne ein bestimmtes Ziel von einem Thema zum anderen streifen zu lassen«.

D **111. Reizbarkeit, Anstrengung, durch**
Irritability, excertion, from

Reizbarkeit: Verstimmung, leichter Ärger; schlecht gelaunt sein, auf einen kleinen Reiz mit Erregung und Unruhe reagieren

Anstrengung: Kraftaufwand, Bemühung

Inter.: Reizbar, schlecht gelaunt sein, nach einer Anstrengung oder Strapaze.

Beispiel: (1) Patient: »Nach meinen Asthmaanfällen darf mir niemand zu nahe kommen oder mich im falschen Ton ansprechen, ich bin dann immer sehr reizbar«.
(2) Patient: »Immer wenn ich von der Arbeit komme und so richtig ausgelaugt bin, darf mir niemand ein »krummes Wort« sagen. Ich bin dann sehr empfindlich und reagiere dementsprechend reizbar«.

112. Reizbarkeit, Geschäft, in bezug auf das **D**

Irritability, business about

Reizbarkeit: Verstimmung, leichter Ärger, schlecht gelaunt sein, auf einen kleinen Reiz mit Erregung und Unruhe reagieren

Geschäft: die hauptsächliche Aufgabe, die man im Leben zu verrichten hat. Das muß nicht unbedingt eine Arbeit sein, mit der man sein Lebensunterhalt verdient.

Inter.: Reizbar in Belangen sein, die das Geschäft betreffen.

Beispiel: Patient: »Sprechen Sie mich nicht auf meine Arbeit an. Ich ärgere mich im Moment nur darüber und bekomme schlechte Laune, wenn ich darüber sprechen muß«.

113. Reizbarkeit, Schmerzen, bei den **B**

Irritibality, pain during

Reizbarkeit: Verstimmung, leichter Ärger, schlecht gelaunt sein, auf einen kleinen Reiz mit Erregung und Unruhe reagieren

Schmerzen: durch Krankheit, Verletzung etc. ausgelöste, sehr unangenehme körperliche Empfindung

Inter.: Während der Beschwerden reizbar sein.

Beispiel: (1) Patient: »Wenn ich meine Migräne habe, bin ich sehr reizbar«.
(2) Patient: »Während der Rückenschmerzen regt mich jede Kleinigkeit auf«.
(3) Patient: »Ich habe einfach schlechte Laune, seitdem ich die Erkältung habe«.

114. Ruhe: kann nicht ruhen, wenn Dinge nicht am richtigen Platz sind **B**

Rest, when things are not in their proper place, cannot

Ruhe: ohne Aktivität, frei von Sorgen und störenden Gedanken

Ding: Gegenstand oder Sache, die nicht näher bezeichnet wird

am richtigen Platz: eine bestimmte Ordnung

Inter.: Nicht ruhen können, da sich die Dinge noch nicht in der Ordnung befinden, die persönlich für erforderlich gehalten wird. Dieses Gefühl kann sich auf alles, was mit dem Leben und der Gesellschaft zusammenhängt, beziehen.

Beispiel: (1) Patient: »Bei mir zu Hause muß alles vollkommen in Ordnung sein. Auch, wenn es nur eine Kleinigkeit ist, muß sie erst erledigt werden, bevor ich mich ausruhen kann«.
(2) Eine Patientin kommt zum Follow up. Sie klagte bei der Erstanamnese über starke Magenprobleme. Auf die Frage, wie es ihr jetzt ginge, antwortet sie: »Ab und zu habe ich immer noch ein wenig Probleme. Es scheint noch nicht alles in Ordnung zu sein«. Nach weiteren Fragen ergibt sich, daß die Beschwerden zu 90% durch das Mittel gelindert wurden, aber daß die restlichen 10% die Patientin noch beschäftigen. Für sie ist die erforderliche Ordnung noch nicht wieder hergestellt.
(3) Patient: »Das Mittel hat nicht die erwünschten Resultate gezeigt«.

C 115. Ruhe, Verlangen nach

Rest, desire for
(»Rest« bedeutet im Englischen Ruhe, Erholung, Atempause)

Ruhe: ohne Aktivität, frei von Sorgen und störenden Gedanken

Verlangen: Haben wollen, nachdrückliche Forderung

Inter.: Der Patient verlangt nach einem Zustand, der es ihm ermöglicht sich auszuruhen.

Beispiel: (1) Patient: »Der Tag war so anstrengend, ich möchte mich nur noch ausruhen«.
Angehörige: »Sollen wir dich alleine lassen?«
»Nein, bleibt ruhig hier, daß stört mich nicht«.
(2) Patient: »Die Krankheit war sehr anstrengend für mich und ich möchte mich jetzt nur ein wenig ausruhen«.

⇒ Still sein, seine Ruhe haben, möchte C

Quiet, wants to be

still: ohne Geräusche

Ruhe: ohne Aktivität, frei von Sorgen und störenden Gedanken

Inter.: Das Verlangen haben sich auszuruhen oder zu entspannen, ohne zu sprechen oder angesprochen zu werden.

Beispiel: Patient: »Ich möchte einfach meine Ruhe haben und schließe deshalb auch die Tür von meinem Zimmer, damit ich nichts mehr von meiner Familie höre«.

⇒ Still sein, Ruhe und Stille, verlangt nach B

Quiet, wants to be, repose and tranquility, desires

Ruhe: ohne Aktivität, frei von Sorgen und störenden Gedanken

still: ohne Geräusche

Verlangen: Haben wollen, nachdrückliche Forderung

Inter.: Diese Rubrik beinhaltet beides: Ruhe und Stille. Ein Zustand, der zum Beispiel im Schlaf eintritt.

Beispiel: (1) Patient: »Ich fühle mich, als könnte ich mich die ganze Zeit ausruhen und nichts tun«.
(2) Patient: »Ich habe das Verlangen, mich von allen Aktivitäten zurückzuziehen und zu schlafen«.

⇒ Verlangen, Ruhe und Frieden, nach B

Longing, repose and tranquility, for
(die deutsche Übersetzung ist fehlerhaft, »Longing« ist ein sehnsüchtiges Verlangen. Weiterhin ist diese Rubrik falsch aus dem Kent übersetzt worden. Dort heißt es »Longing, repose for tranquility«. Es ist somit keine Sehnsucht nach Ruhe und Frieden, sondern eine Sehnsucht nach Ruhe, um Frieden zu finden)

Sehnsucht: eine langandauerndes, unbefriedigtes Verlangen

Frieden: ein Zustand der Eintracht und Harmonie

Inter.: Langanhaltendes Verlangen nach einem Zustand der Ruhe, in dem jemand seinen Frieden finden kann und keine Störung auftritt.

Beispiel: (1) Patient: »Seit ich die Beschwerden habe, finde ich keine Minute Schlaf mehr und ich sehne mich deshalb danach«.
(2) Patient: »Schon seit geraumer Zeit möchte ich in den Urlaub fahren, um mal alle Sorgen vergessen zu können«.

B **116. Ruhelosigkeit, Schmerzen durch**
Restlessness, pain, during

Ruhelosigkeit: keinen Ort finden können, wo man ruhen kann

Schmerzen: durch Krankheit, Verletzung... ausgelöste, sehr unangenehme körperliche oder seelische Empfindung

Inter.: Nicht ruhen können während der Beschwerden; ruhelos sein.

Beispiel: (1) Patient: »Immer wenn ich Kopfschmerzen habe, laufe ich von einem Platz zum anderen, ohne wirklich Ruhe zu finden«.
(2) Patient: »Mit diesen Kniebeschwerden sollte ich mich eigentlich hinsetzen und ausruhen, aber ich muß mich immer bewegen, sonst fühle ich mich nicht wohl«.

117. Schließen der Augen amel > 80

118. Schreien, Hilfe um > 163

B **119. Selbstbetrachtung**
Introspection

Selbstbetrachtung: sich selbst innerlich anschauen

Inter.: Auf seine Handlungen und Gedankengänge zurückblicken.

Beispiel: Nachdem einem Patient eine Frage gestellt wurde, ist zu beobachten, wie er sich zur Beantwortung auf sich selbst besinnt. Er betrachtet sich und seine Handlungen,um dann zu antworten.

⇒ Antwortet, denkt lange nach D

Answers, reflects long

antworten: reagieren

nachdenken: sich in Gedanken mit etwas beschäftigen

lange: einen relativ großen Zeitraum

Inter.: Lange überlegen, um zu antworten. Sich etwas zu überlegen ist eine gedankliche Tätigkeit. Es handelt sich nicht, wie in der Rubrik »Selbstbetrachtung«, um ein sich Anschauen, sondern ein Nachdenken über eine bestimmte Sache. In beiden Fällen kann die Antwort auf eine Frage länger dauern, und trotzdem sind es zwei unterschiedliche Prozesse.

Beispiel: Die Augen des Patienten bewegen sich hin und her, er faßt sich an die Stirn und braucht lange, um zu einem Entschluß zu kommen, wie er die Frage beantworten soll.

120. Simuliert, krank zu sein B

Feigning, sick

simulieren: vortäuschen

krank: im geistigen und körperlichen Wohlbefinden beeinträchtigt

Inter.: 1. Krankheit mit einer bestimmten Absicht vortäuschen. 2. Aufmerksamkeit und Zuwendung erregen wollen und deshalb seine Beschwerden übertrieben darstellen.

Beispiel: zu(1) Patient: »Unsere Kinder geben oft vor, Bauchschmerzen zu haben, um nicht in die Schule gehen zu müssen«.

zu (1) Patient: »Immer, wenn es mir emotinal schlecht geht, sage ich, ich hätte Bauchschmerzen, damit ich mich ins Bett legen kann und meine Ruhe habe«.
zu (2) Patient: »Wenn mein Mann krank ist, will er bedient werden. Oftmals übertreibt er dann auch seine Beschwerden, damit er sich meiner Aufmerksamkeit sicher sein kann«.

C **121. Sorgen, voller**
Cares, worries, full of

Sorgen: bedrückendes Gefühl der Angst und Unruhe

voller: angefüllt mit

Inter.: Sich ständig über irgendetwas Sorgen machen.

Beispiel: Patient: »Irgendetwas beschäftigt mich immer, ich fühle mich nie sorgenfrei«.

122. Sorgen, voller, andere, um > 3

C **123. Sorgen, voller, häusliche Angelegenheiten um**
Cares, full of, domestic affairs, about

häusliche: Dinge, die den Haushalt betreffen

Angelegenheiten: Sache, Problem

Inter.: Voller Sorgen sein bezüglich der Angelegenheiten, die den Haushalt betreffen.

Beispiel: Patient: »Seitdem ich krank bin, mache ich mir ständig Sorgen um meinen Haushalt. Wer soll denn die Wohnung in Ordnung halten und die Kinder versorgen, wenn ich es nicht tue!«

D **124. Sorgen, voller, Symptome verschwinden während der Sorgen**
Cares, full of, symptoms diappear during cares merc-i.-f.

Sorgen: bedrückendes Gefühl der Angst und Unruhe

voller: angefüllt mit

Symptome: Anzeichen einer Krankheit

verschwinden: nicht mehr sichtbar sein

Inter.: Die Symptome, unter denen der Patient leidet, verschwinden, wenn er sich Sorgen um etwas macht. Nachdem die Sorgen vorüber sind, erscheinen die Symptome erneut.

Beispiel: Patient: »Es ist schon sehr seltsam, jedesmal, wenn ich mir über mein Kind Sorgen mache, verschwinden meine Kopfschmerzen und erscheinen wieder, sobald die Probleme aus dem Weg geräumt sind«.

125. Sorgsamkeit, Sorgfalt > 147

126. Spricht, Geschäft, vom > 7

127. Still sein, seine Ruhe haben, möchte >115

128. Still sein, Ruhe und Stille, verlangt nach > 115

129. Stimmung, abweisend, zurückweisend **A**
Mood, repulsive

Stimmung: bestimmte augenblickliche Gemütsverfassung

abweisend: ablehnend

Inter.: Bestimmten Situationen und Begebenheiten ablehnend gegenüberstehen; etwas von sich weisen; eine abwehrende Haltung einnehmen.

Beispiel: (1) Patient: »Ich möchte jetzt nicht krank sein«.
(2) Patient: »Ich will diese Medikamente nicht mehr nehmen und will ohne sie auskommen«.
(2) Patient: »Laß mich in Ruhe, damit mochte ich nichts zu tun haben«.

A **130. Störung, Abneigung gegen**
Disturbed, averse to being

Störung: Unstimmigkeit, Belästigung, Behinderung

Abneigung: deutlich bewußte Empfindung, jemanden oder etwas nicht zu mögen

Inter.: Es ist die Beeinträchtigung einer bestimmten Routine bzw. die Beeinträchtigung durch eine bestimmte Behinderung oder Belästigung, gegen die eine Abneigung besteht.

Beispiel: (1) Patient: »Wenn ich mich einmal hingesetzt habe, möchte ich nicht mehr gestört werden«.
(2) Patient: »Normalerweise schlafe ich acht Stunden. Durch meine Krankheit jedoch ist mein Schlafrhythmus durcheinander gekommen«. »Können Sie denn gar nicht mehr schlafen?« »Das nicht, aber nicht mehr so wie sonst. Das empfinde ich als störend«.

A ⇒ **Zorn, Unterbrechung, durch**
Anger, interruption, from

Zorn: eine starke Emotion, die durch eine Verletzung hervorgerufen wurde und die das Verlangen nach Vergeltung beinhaltet

Unterbrechung: Aufgeben eines Vorgangs vor seiner Beendigung

Inter.: Verärgert sein, wenn der normale Ablauf einer Tätigkeit *unterbrochen* wird. In der Rubrik »Störung, Abneigung gegen« ist die normale Routine behindert, in dieser Rubrik wird sie unterbrochen. Es ist eine Frage des Grades und der Intensität der empfundenen Störung, welche Rubrik zur Übersetzung herangezogen wird.

Beispiel: (1) Patient: »Durch meine Beschwerden kann ich nicht mehr laufen«.

(2) Ein Kind wird auf dem Arm geschaukelt und wird sehr zornig, wenn das Schaukeln aufhört.
(3) Patient: »Ich kann nicht richtig essen, weil meine Zähne so schmerzen«.
(4) Ein Kind mit Neurodermitis kratzt sich ununterbrochen. Sobald die Mutter es davon abbringen möchte, wird es zornig.

131. Stumpfheit, versteht Fragen nur nachdem sie wiederholt werden > 9

132. Tastet, wie im Dunkeln umher > 175

133. Taten, große Taten vollbringen, Gefühl, als könne er — B

Deeds, feels as if he could do great

Taten: Verrichtungen, Leistungen

vollbringen: ausführen

Gefühl: eine subjektive Empfindung des Menschen, die sein Verhältnis und seine Einstellung zur Umwelt mitbestimmt

könne: in der Lage sein

Inter.: Der Patient hat das Gefühl, als könne er große Leistungen erbringen. Das bedeutet, daß er sie bis zum jetzigen Zeitpunkt noch nicht vollbracht hat, weil er durch irgendetwas daran gehindert wird. Das können die Umstände, die Krankheit oder irgendetwas anderes sein.

Beispiel: (1) Patient: »Wegen meiner Krankheit kann ich nicht arbeiten. Ansonsten hätte ich schon längst einen gut bezahlten Beruf und würde sehr viel Geld verdienen«.
(2) Patient: »Wenn ich mehr Zeit hätte, könnte ich viele Dinge erledigen, aber so brauche ich meine Freizeit, um zu faulenzen«.

D ⇒ **Wahnidee, Arbeit, gehindert, er würde an der Arbeit**

Delusion, work, is hindered at his chin.

Wahnidee: siehe > 150

Arbeit: das Beschäftigtsein mit irgendetwas; das muß nicht auf das Geschäft eines Menschen bezogen sein

gehindert: etwas Beabsichtigtes nicht tun zu können

Inter.: In der Rubrik »Taten, große Taten vollbringen; Gefühl, als könne er« steht das Gefühl, etwas tun zu können, was aber noch nicht getan wurde, im Vordergrund. In dieser Rubrik ist es das Gefühl, an einer bereits begonnenen Tätigkeit, gehindert zu werden. Der Patient ist schon mit einer Arbeit beschäftigt und wird durch die Umstände von dieser Arbeit abgehalten.

Beispiel: Patient: »Ich kann im Moment durch meine Krankheit nicht arbeiten. Ich würde sie gern fortführen, aber es geht nicht«.

134. Theoretisieren > 175

C **135. Töten, Verlangen zu**

Kill, desire to

töten: bewirken, daß etwas oder jemand vernichtet wird; etwas vollkommen auslöschen

Inter.: Etwas zu töten ist die letzte Möglichkeit sich von etwas zu befreien. Der Tod ist endgültig. Das bedeutet in bezug auf die Krankheit, sie endgültig loswerden zu wollen und dabei bereit zu sein, alle Mittel einzusetzen, um sie zu vernichten.

Beispiel: (1) Patient: »Ich will das loswerden, und zwar für immer und nicht für ein paar Tage. Dazu ist mir jedes Mittel recht«.

(2) Patient: »Ich bin bereit, alles zu tun, um mich von den Beschwerden zu befreien«.

136. Traurigkeit, still **B**
Sadness, quiet

Traurigkeit: Niedergeschlagenheit, die nicht immer einen besonderen Grund haben muß

still: ohne sich zu äußern; vor anderen verborgen; ohne Aktivität

Inter.: Sich in einem Zustand der Niedergeschlagenheit befinden, ohne es nach außen zu zeigen. Das kann bedeuten, nicht über diese Traurigkeit zu sprechen, sich von allen üblichen Aktivitäten zurückzuziehen oder für sich allein zu bleiben.

Beispiel: (1) Patient: »In letzter Zeit bin ich oft ohne einen besonderen Grund traurig. Dann ziehe ich mich zurück und unternehme nichts mehr«.
(2) Patient: »Wenn ich traurig bin, möchte ich allein sein«.
(3) Patient: »Durch die Krankheit meiner Eltern fühle ich mich niedergeschlagen, spreche aber eigentlich mit niemandem über dieses Gefühl«.

⇒ **Kummer, still** **C**
Grief, quiet

Kummer: Betrübnis über ein schweres Geschick oder ein Leid, das einen getroffen hat

still: ohne sich zu äußern; vor anderen verborgen; ohne Aktivität

Inter.: Kummer ist eine *verzehrende* Traurigkeit und im Unterschied zur Traurigkeit eine Emotion, die immer durch ein bestimmtes Ereignis oder Vorfall ausgelöst wird. Ebenso wie in der Rubrik »Traurigkeit, still« wird dieser Kummer nach außen hin nicht gezeigt.

Beispiel: Patient: »Letzten Monat habe ich meinen Bruder durch einen Autounfall verloren. Es war ein schreckliches Ereignis für mich. Ich bin deshalb sehr niedergeschlagen, spreche aber mit niemanden darüber. Ich ziehe mich seitdem zurück«.

B 137. Ungeduld, Schmerzen durch

Impatience, pain during

Ungeduld: Unfähigkeit sich zu gedulden

Schmerzen: durch Krankheit, Verletzung etc. ausgelöste, sehr unangenehme körperliche oder seelische Empfindung

Inter.: Nicht in der Lage sein, Schmerzen zu ertragen oder auszuhalten und deshalb nicht mehr länger auf eine Besserung warten zu können.

Beispiel: (1) Der Patient schreit: »Ahh, ich halte das nicht mehr aus, ich halte das nicht mehr aus«.
(2) Patient: »Ich kann einfach keine Schmerzen aushalten, deshalb müssen die Medikamente, die ich nehme, auch immer schnell wirken«.

A ⇒ Delirium, Schreien, mit, Hilfe um

Delirium, crying, for help

Delirium: Bewußtseinstrübung, die sich in Verwirrtheit äußert; nicht mehr Herr seiner Sinne sein

schreien: in einem schrillen, lauten Ton äußern

Hilfe: Beistand

Inter.: In einer innerlichen Aufruhr oder Panik sein und dabei nach Hilfe rufen oder schreien. Es ist, als befindet sich jemand in einem brennenden Haus und schreit nach Rettung. Hier steht nicht das Gefühl im Vordergrund, die Schmerzen nicht mehr ertragen zu können, sondern das Gefühl, Hilfe zu brauchen. Die Betonung des Patienten liegt auf »Helfen Sie mir! Helfen Sie mir!«

Beispiel: Patient: »Ich kann nicht mehr. Ich kann nicht mehr. Bitte helfen sie mir«. Dabei ist der letzte Satz des Patienten betont und gibt damit den Ausschlag für diese Rubrik.

138. Ungehorsam > 83

139. Vergnügen, Abneigung gegen C

Amusement, averse to

Vergnügen: inneres Wohlbehagen, das jemandem ein Tun, eine Beschäftigung, ein Anblick verschafft

Abneigung: deutlich bewußte Empfindung, jemanden oder irgendetwas nicht zu mögen, was man zuvor gemocht hat

Inter.: Das Interesse an Dingen verlieren, die normalerweise Vergnügen bereitet haben.

Beispiel: Patient: »Normalerweise macht es mir sehr viel Freude Musik zu hören, doch seitdem ich krank bin, habe ich keine Lust mehr, irgendeine Schallplatte aufzulegen«.

140. Vergnügen, Verlangen nach B

Amusement, desire for

Vergnügen: inneres Wohlbehagen, das jemandem ein Tun, eine Beschäftigung, ein Anblick verschafft

Verlangen: nachdrückliche Forderung, Haben wollen

Inter.: Den Wunsch haben, etwas Angenehmes zu unternehmen, etwas, das Vergnügen und Freude mit sich bringt und den Geist nicht anstrengt.

Beispiel: (1) Patient: »Unser Kind schaut den ganzen Tag Fernsehen oder liest Comics«.
(2) Patient: »Ich mag es nicht zu arbeiten, ich möchte Spaß haben und mich vergnügen«.

C **141. Verlangen, guten Meinung anderer, nach der**
Longing, for good opinion of others pall.
(die deutsche Übersetzung ist fehlerhaft: »Longing« ist ein sehnsüchtiges Verlangen)

Sehnsucht: ein langandauerndes unbefriedigtes Verlangen

guten: angenehm, erfreulich, positiv auswirkend

Meinung: persönliche Ansicht, Überzeugung, Einstellung oder ähnliches, die jemand in bezug auf jemanden oder etwas hat (und die sein Urteil bestimmt)

Inter.: Ein sehnsüchtiges Verlangen, Worte des Lobes und der Zufriedenheit über das eigene Verhalten und die eigenen Erfolge zu hören.

Beispiel: (1) Patient: »Jedesmal, wenn unser Kind irgendetwas gemacht hat, kommt es zu uns und fragt uns: Papa, Mama, habe ich das nicht gut gemacht. Sie möchte ständig gelobt werden und fühlt sich vernachlässigt, wenn wir ihr nicht genügend Lob aussprechen«.
(2) Patient: »Ich sehne mich danach, daß mein Mann meine Leistungen anerkennt und mir dafür besondere Beachtung schenkt«.

142. Verlangen, Ruhe und Frieden, nach > 115

B **143. Verlangen, Sonne, Licht und Gesellschaft, nach**
Longing, sunshine, light and society, for

Sehnsucht: eine langandauerndes, unbefriedigtes Verlangen

Sonne: Wärme, Licht, Freude, Leben

Licht: etwas, was Klarheit bringt

Gesellschaft: eine bestimmte Gruppe von Menschen, die zu einem bestimmten Ziel zusammenkommen

Inter.: Ein lang erstrebtes Verlangen nach Lebensfreude in einer Gesellschaft voller sympathischer Menschen.

Beispiel: (1) Patient: »Ich sehne mich nach Menschen, mit denen ich feiern kann, mit denen ich das Leben richtig genießen kann und keine Probleme habe«.
(2) Eine alte Frau berichtet: »Ich habe nicht mehr viel vom Leben. Ich sitze zu Hause und bin ganz allein. Dabei habe ich schon seit langem das Verlangen auszugehen, mich mit Menschen zu treffen, die nicht voller Sorgen und Krankheit sind. Ich möchte das Leben mit diesen Menschen genießen und mich dabei wohlfühlen«.

144. Verstecken, Verlangen, sich zu > 68

145. Versteckt Gegenstände > 68

146. Verzweiflung, Genesung, in bezug auf B

Despair, recovery, of

Verzweiflung: alle Hoffnung verlieren

Genesung: das Gesundwerden

Inter.: Alle Hoffnung aufgegeben haben, gesund zu werden.

Beispiel: (1) Patient: »Ich werde nicht mehr gesund werden. Ich habe alle Hoffnung aufgegeben. Mein Zustand ist hoffnungslos«
(2) Patient: »In meinem Zustand kann keine Therapie mehr helfen. Ich bin verloren«.

⇒ Zweifel, Genesung, in bezug auf B

Doubtfoul, recovery, of

Zweifel: Bedenken

Inter.: Bedenken haben, wieder gesund zu werden.

Beispiel: (1) Patient: »Ich bin mir nicht sicher, ob ich wieder gesund werde«.
(2) Patient: »Ich bin nicht davon überzeugt, daß die Homöopathie in meinem Fall helfen kann«.

147. Vorsichtig
B Cautious

vorsichtig: aufmerksames, besorgtes Verhalten in bezug auf einen möglichen Schaden

Inter.: Prophylaktische Maßnahmen ergreifen.

Beispiel: (1) Patient: »Ich komme zu Ihnen, weil ich mich schon jetzt vor möglichen Beschwerden in den Wechseljahren schützen möchte«.
(2) Patient: »Ich möchte mich impfen lassen, damit ich diese Infektionskrankheit erst gar nicht bekommen kann«.

B ⇒ Sorgsamkeit, Sorgfalt
Carefulness

Sorgsamkeit: mit Bedacht etwas tun

Inter.: Jemand ist vorsichtig, bevor er etwas tut, und er ist sorgsam, *während* er etwas tut. Das bedeutet, die Dinge sehr aufmerksam und mit Bedacht auszuführen.

Beispiel: (1) Jemand erzählt ganz genau von seinen Beschwerden. Jede Einzelheit ist für ihn wichtig und er ist sehr darauf bedacht, nichts zu vergessen.
(2) Patient: »Wenn ich etwas tue, dann bemühe ich mich es sehr ordentlich und sorgfältig auszuführen. Ich mag keine »Schlampereien«.

148. Vorsichtig, ängstlich B

Cautious, anxiously

vorsichtig: aufmerksames, besorgtes Verhalten in bezug auf einen möglichen Schaden

ängstlich: mit Sorge

Inter.: Trotz der getroffenen Vorsorgemaßnahmen immer noch darum besorgt sein, ob diese Maßnahmen auch wirklich greifen.

Beispiel: (1) Es kann wahrgenommen werden, daß der Patient trotz der Impfung immer noch Angst hat, die Krankheit zu bekommen, gegen die er geimpft worden ist.
(2) Patient: »Ich habe alles für meine Reise ganz genau vorbereitet und viele Dinge für meine Sicherheit getan und trotzdem bin ich darum besorgt, ob alles gut geht«.

149. Wachsam D

Alert op.

wachsam: mit wachen Sinnen etwas beobachtend, sehr aufmerksam, voller Konzentration

Inter.: Auch wenn es vielleicht nach außen hin gar nicht so erscheinen mag, sehr aufmerksam in bezug auf alles sein, was in der Umgebung geschieht.

Beispiel: Patient: »Unser Großvater muß durch seine Krankheit bedingt die ganze Zeit im Bett bleiben. Er scheint immer sehr schläfrig zu sein, ist aber in Wirklichkeit hellwach. Sobald jemand in der Umgebung etwas macht oder sagt, was er nicht für gut heißt, korrigiert er denjenigen augenblicklich. Er ist sehr aufmerksam, obwohl es nicht danach aussieht«.

150. Wahnidee:
Die Definition für den Begriff »Wahnidee« aus dem Duden lautet folgendermaßen: Krankhafte, in der realen Umwelt nicht zu begründende zwanghafte Vorstellung, Idee.

Die Wahnideen wurden bislang bei der Arzneimittelfindung in diesem Sinne angewendet. In der SEHGAL-METHODE erhalten sie jedoch eine umfassendere und erweiterte Bedeutung. Um zu dieser neuen Bedeutung zu gelangen, soll die Entstehung einer Wahnidee, die in das Repertorium aufgenommen wird, betrachtet werden. Wenn ein Proband in der Arzneimittelprüfung folgendes Gefühl zum Ausdruck bringt »Ich habe das Gefühl, als hätte ich einen zu großen Kopf«., und dieses Symptom nicht der Realität entspricht, wird es als Wahnidee in das Repertorium aufgenommen. Das entspricht der Definition aus dem Duden. Die Grundlage dieser Wahnidee ist ein Gefühl des Patienten, ein *subjektives Empfinden* also, das seine Sicht der Realität bestimmt. Das ist der entscheidende Punkt für eine neue Definition. *In dieser Technik werden die Rubriken unter den Wahnideen als subjektive Empfindungen des Patienten verstanden, unabhängig davon, ob sie der Realität entsprechen oder nicht.* Das bedeutet, daß das Empfinden eines Patienten, der das Gefühl hat, krank zu sein, doch im Moment noch keine objektiv erkennbare Symptome zeigt, ebenso in die Rubrik »Wahnidee, krank, er sei« übersetzt wird wie das Empfinden des Patienten, der mit schweren erkennbaren Symptomen diese Empfindung ausspricht. Beide haben dasselbe subjektive Empfinden: Sie empfinden sich selbst als krank. Das ist ein Hinweis auf die Arznei, der nicht unberücksichtigt bleiben sollte, wenn dieses Symptom vom Patienten betont wird.

Das Denken und Empfinden beider Patienten wird von derselben Idee bestimmt. Der Patient mit den objektiv erkennbaren Symptomen hätte auch andere Dinge zum Ausdruck bringen können. Er hätte über seine Angst oder seine Kinder sprechen können. Was er jedoch sagt, ist: »Ich bin krank«. Das sind seine Gedanken, die sein Denken bestimmen und die einen wichtigen Hinweis auf das Heilmittel enthalten.

151. Wahnidee, angeklagt, glaubt sie sei **D**

Delusion, accused, she is

Wahnidee: siehe > 150

angeklagt: beschuldigt

glauben: der Meinung, der Ansicht sein

Inter.: Das Gefühl haben, die Schuld für etwas zubekommen.

Beispiel: (1)Patient: »Geht etwas schief zu Hause, bekomme ich grundsätzlich die Schuld dafür«.
(2) Patient: »Ich bin einfach für alle der Sündenbock«.
(3) Patient: »Keiner sagt etwas, aber ich weiß, daß die anderen mir die Schuld geben«.

152. Wahnidee, Ansammlungen von Dingen, Schwärmen, Menschenmengen, etc. **C**

Delusion, assembled, things, swarms, crowds

Ansammlung: mehrere Dinge auf einem Haufen

Inter.: Das Gefühl haben, daß sich eine große Menge von irgendetwas angesammelt hat.

Beispiel: (1) Patient: »Oh, das sind aber viele Leute hier im Raum«.
(2) Patient: »Da ist einiges an Krankheiten in den letzten Jahren zusammengekommen«.

153. Wahnidee, Arbeit, gehindert, er würde an der Arbeit > 133

C **154. Wahnidee, Arbeit, hart, arbeitet**
Delusion, work, hard at work, is

Wahnidee: siehe > 150

Arbeit: das Beschäftigtsein mit irgendetwas; es muß nicht auf das Geschäft eines Menschen bezogen sein

hart: schwer

Inter.: Das Gefühl haben, sehr beschäftigt zu sein, keine Zeit zu haben.

Beispiel: (1) Patient: »Im Moment bin ich nur im Streß, ich habe soviel zu tun, daß gar keine Zeit für mich und meine Familie übrig bleibt«.
(2) Patient: »Die letzten Wochen habe ich immer sehr viel zu tun, und komme zu nichts anderem mehr, als mich um meine Arbeit zu kümmern«.

A **155. Wahnidee, arm, er sei**
Wahnidee, poor, he is

arm: Mangel an irgendetwas

Inter.: Es ist das subjektive Empfinden, daß in irgendeiner Form nicht genug von etwas vorhanden ist, daß irgendein *Mangel* an etwas besteht. Der Punkt, an dem dieses Gefühl auftritt, ist von Mensch zu Mensch unterschiedlich. So ist beispielsweise ein Mensch mit einem Gehalt von tausend Mark der Überzeugung, daß er sehr viel Geld besitze und ein anderer wiederum, der dasselbe Gehalt bekommt, hat das Gefühl, daß er in Armut lebt.

Beispiel: (1) Patient: »Ich habe in meinem Leben nie genug Liebe bekommen«.
(2) Patient: »Ich habe nicht genug Geld, um die Dinge zu kaufen, die ich mir immer schon gewünscht habe«.

(3) Patient: »Ich fühle mich nicht fit. Ich habe nicht genug Kraft und bin die ganze Zeit schlapp und abgespannt. Auch, wenn ich mich ausgeruht habe, besteht dieses Gefühl eigentlich immer weiter fort«.
(4) Patient: »Ich habe ständig Infekte. Mein Immunsystem scheint nicht richtig zu funktionieren«.

⇒ Ruhe, Verlangen nach C

Rest, desire for
(»Rest« bedeutet im Englischen Ruhe, Erholung, Atempause etc.)

Ruhe: ohne Aktivität

Verlangen: Haben wollen, nachdrückliche Forderung

Inter.: Verlangen nach einen Zustand, in dem man sich körperlich ausruhen kann. Wenn man sich nach der Ruhepause nicht wieder im Besitz seiner Kräfte fühlt, sich immer noch schlapp fühlt, ist es die Rubrik »Wahnidee, er sei arm«.

Beispiel: Patient: »Immer, wenn ich von der Arbeit komme, muß ich mich erstmal eine Weile hinsetzen, weil ich mich so schlapp fühle«.
Homöopath: »Geht es Ihnen danach besser?«
Patient: »Ja,klar, danach bin ich wieder fit«.

156. Wahnidee, dünn, er würde B

Delusion, thin, is getting sulph.

Wahnidee: siehe > 150

dünn: mager, abgemagert, verringert

Inter.: Das Empfinden haben, von Tag zu Tag dünner zu werden. Es ist ein Gefühl der Verringerung von etwas, das kann das Gewicht, die Kraft, das Ansehen oder etwas anderes betreffen. Dieser Prozeß der Verringerung setzt sich kontinuierlich fort.

Beispiel: (1) Patient: »Ich werde mit jedem Tag immer dünner. Ich verliere ständig an Gewicht«.
(2) Patient: »Mein Zustand wird kontinuierlich schlechter. Ich verliere an Kraft und Mut und das fast täglich«.

B **157. Wahnidee, dünn, Körper sei**
Delusion, thin, body is

Wahnidee: siehe > 150

Körper: äußere Erscheinung eines Menschen

Inter.: Hier ist es kein Prozeß der Verringerung, sondern das Gefühl dünn zu sein, verringert zu sein.

Beispiel: Patient: »Ich habe stark abgenommen. Ich fühle mich sehr dünn und deshalb möchte ich an Gewicht zunehmen«.

C **158. Wahnidee, elend aussehen (beim Blick in den Spiegel) sie würde**
Delusion, wretched, she looks (when looking in a mirror) Nat.m.

elend: kümmerlich, jämmerlich, beklagenswert

aussehen: einen bestimmten Anblick bieten

Spiegel: Gegenstand aus Glas oder Metall,dessen glatte Fläche das, was sich vor ihm befindet, als Spiegelbild zeigt

Inter.: Beim eigenen Anblick in einem Spiegel, sich elendig fühlen. Der Spiegel dient als Reflektor. Auch Situationen, Menschen, Dinge, etc. können im übertragenen Sinn die Funktion des Spiegels übernehmen.

Beispiel: (1) Patient: »Ich kann mich einfach nicht im Spiegel anschauen. Immer, wenn ich es tue, fühle ich mich schrecklich und möchte wegschauen. Ich bin einfach kein schöner Anblick für meine Mitmenschen und strahle nichts Schönes aus«.

(2) Patient: »Wenn ich glückliche Menschen beobachte, ist das wie ein Spiegel für mich. Ich erkenne dann meinen miserablen Zustand und fühle mich klein und armselig«.

159. Wahnidee, Feind, Ruhe, der Feind gestattet ihm keine D

(keine englische Rubrik vorhanden) dros.

Wahnidee: siehe > 150

Feind: jemand, dessen Verhalten den Interessen eines Menschen oder einer Gruppe von Menschen zuwiderläuft; etwas oder jemand, der eine Bedrohung darstellt

Inter.: Im übertragenen Sinn ist es die Krankheit, von der sich jemand ständig bedroht fühlt und die ihn nicht zur Ruhe kommen läßt.

Beispiel: Patient: »Diese Krankheit läßt mir keine Atempause. Ständig habe ich diese Schmerzen, die mich nicht zur Ruhe kommen lassen und die ich mittlerweile als bedrohlich empfinde«.

160. Wahnidee, Geschäft, er sei unfähig zu D

Delusion, business, unfit for, he his
(»unfit« bedeutet im Englischen: untauglich) croc.

Geschäft: die hauptsächliche Aufgabe, die man im Leben zu verrichten hat, seine Pflicht. Dies muß nicht unbedingt eine Arbeit sein, mit der man sein Lebensunterhalt verdient

untauglich: ungeeignet

Inter.: Der Patient hat das Gefühl, *im Moment* nicht in der Lage zu sein, eine bestimmte Arbeit auszuführen, da er nicht im Vollbesitz seiner Kräfte ist. Er hat jedoch alle nötigen Voraussetzungen, um die Arbeit zu einem späteren Zeitpunkt zu erledigen.

Beispiel: Patient: »Normalerweise habe ich in meinem Job keine Probleme, aber im Moment fühle ich, daß ich nicht die erforderliche Kraft habe, um ihn den Anforderungen entsprechend auszuführen«.

C ⇒ **Geschäft, unfähig zu**

Business, incapacity for

Geschäft: die hauptsächliche Aufgabe, die man im Leben zu verrichten hat, seine Pflicht. Dies muß nicht unbedingt eine Arbeit sein, mit der man sein Lebensunterhalt verdient

unfähig: nicht in der Lage zu

Inter.: Im Gegensatz zu der Rubrik »Wahnidee, Geschäft: unfähig zu; er sei« hat jemand hier nicht die erforderliche Kraft, die Intelligenz oder das Fachwissen, um seine Arbeit auszuführen. Es ist kein momentaner Zustand, sondern er ist generell nicht in der Lage, seinen Pflichten nachzukommen.

Beispiel:(1) Patient: »Obwohl ich Interesse an meiner Arbeit habe, habe ich nicht die Kraft diese Arbeit fertigzustellen«.
Homöopath: »Ist das nur eine momentane Schwäche?«
Patient: »Nein, ich schaffe das einfach nicht«.
(2) Patient: »Ich würde die neue Arbeitsstelle sehr gerne annehmen, aber ich habe nicht die erforderlichen Qualitäten, um dieser Stelle gerecht zu werden.Deshalb kann ich sie nicht annehmen«.

C **161. Wahnidee, Geschäft, normalen Geschäften nachgehen, sie würde**

Delusion, business, ordinary, they are persuing

Wahnidee: siehe > 150

normal: gewöhnlich

Inter.: Die Arbeit, die jemand verrichtet, wird als gewöhnlich und normal empfunden. Dies kann zum Beispiel durch das Gefühl ausgelöst werden, unterfordert zu sein und nicht seinen Fähigkeiten entsprechend zu arbeiten.

Beispiel:(1) Patient: »Ach, ich mache nichts Besonderes. Ich bin bei einer Versicherungsgesellschaft angestellt und bin einer von Hunderten, die Schadensfälle bearbeiten«.
(2) Patient: »Im Moment bin ich nur Hausfrau. Das ist ziemlich gewöhnlich, und unterfordert mich. Ich hätte die Fähigkeiten, andere Arbeiten zu machen«.

162. Wahnidee, geschwollen, er sei C
Delusion, swollen, he is

geschwollen: seine ursprüngliche Form verlieren und sich aufblähen, vergrößern

Inter.: Dieses Gefühl kann sich auf den ganzen Körper oder auf einzelne Körperteile beziehen.

Beispiel: (1) Patient: »Seit der Zahnbehandlung ist meine Backe und mein Zahnfleisch geschwollen«.
(2) Patient: »Schauen Sie sich mein Knie an, wie geschwollen es ist«.
(3) Patient: »Immer wenn ich mit Südfrüchten in Berührung komme reagiere ich allergisch und schwelle am ganzen Körper an«.

163. Wahnidee, Hilfe, ruft um C
Delusion, help calling for plat.

Wahnidee: siehe > 150

Hilfe: Beistand

ruft um: benötigt

Inter.: Das Gefühl haben, daß der Zeitpunkt gekommen ist, an dem Hilfe benötigt wird, um eine bestimmte Situation zu bewältigen.

Beispiel: (1) Patient: »Bisher habe ich alleine versucht, damit fertig zu werden. Jetzt geht es nicht mehr, Sie müssen mir helfen«.
(2) Mit ruhiger Stimmen sagt eine Patientin: »Sie sind meine letzte Rettung. Bitte helfen Sie mir«.

A ⇒ Delirium, Schreien, mit, Hilfe um A

Delirium, crying, help, for

Delirium: Bewußtseinstrübung, die sich in Verwirrtheit äußert

schreien: in einem schrillen, lauten Ton äußern

Inter.: In einer innerlichen Aufruhr oder Panik sein und dabei nach Hilfe rufen oder schreien. Es ist, als befindet sich jemand in einem brennenden Haus und schreit nach Rettung. Die Unterscheidung der beiden Rubriken liegt in der Dringlichkeit des Hilferufs, die beispielsweise durch eine veränderte Stimmlage des Patienten zum Ausdruck kommen kann.

Beispiel: (1) Patient: »Ich kann nicht mehr. Ich kann nicht mehr. Bitte helfen Sie mir!«
(2) Patient: »Ich brauche sofort Ihre Hilfe, sonst ist es zu spät für mich!«

B ⇒ Schreien, Hilfe um

Shrieking, aid, for
(es gibt im englischen eine Unterscheidung zwischen »aid« und »help«. »Help« bedeutet vollständige Hilfe, wobei »aid« im Sinne von »Unterstützung« gebraucht wird)

Unterstützung: Beihilfe

Inter.: In den beiden vorhergehenden Rubriken braucht jemand *vollständige* Hilfe um eine Situation zu bewältigen. In dieser Rubrik ist es ein Schrei nach *Unterstützung und Beihilfe*.

Die Situation ist ähnlich einer, in der jemandem ein Fahrrad mit Gepäck umgefallen ist und er sich bemüht, es wieder aufzustellen. Da er alleine dazu nicht in der Lage ist, bittet er jemanden um *Unterstützung*.

Beispiel: (1) Patient: »Ich würde die Erkältung auch ohne Medikamente überstehen, aber ein Mittel zur Unterstützung wäre sehr hilfreich«.
(2) Patient: »Ich schaffe es nicht alleine, ich brauche ihre Unterstützung, um mit dieser Situation fertig zu werden«.

164. Wahnidee, Körper, verunstaltet, irgendein Teil sei D

Delusion, body, deformed, some part is

(deformed: bedeutet im Englischen »verformt«)

Wahnidee: siehe > 150

Körper: das,was die Gestalt eines Menschen oder Tieres ausmacht

verformt: seine ursprüngliche Form verloren

irgendein.: nicht näher bestimmt, unbestimmt

Teil: etwas, was mit anderem zusammen ein Ganzes bildet, ausmacht

Inter.: Es ist ein Gefühl, als ob ein nicht genau bestimmter Teil des Körpers seine ursprüngliche Form verloren habe.

Beispiel: Patient: »Ich habe das Gefühl, daß etwas mit meinen Organen nicht in Ordnung ist. Sie scheinen ihre ursprüngliche Form verloren zu haben. Es stimmt etwas nicht, obwohl ich nicht genau sagen kann, ob es die Leber oder die Niere ist, oder beides«.

C **165. Wahnidee, krank, sein krank zu**

Delusion, sick, being

Wahnidee: siehe > 150

krank: fehlendes körperliches und geistiges Wohlbefinden

Inter.: Es gibt zwei Möglichkeiten: Zum einen kann jemand wirklich krank sein und zum anderen sich fühlen, als wäre er krank. In beiden Fällen wird sprachlich zum Ausdruck gebracht, daß er sich krank fühlt oder krank ist.

Beispiel: (1) Patient: »Ich fühle mich heute krank, obwohl ich noch keine Symptome für eine konkrete Krankheit finden kann«. (2) Der Patient kommt in die Sprechstunde und sagt gleich zu Beginn: »Ich bin krank! Ich habe eine schlimme Grippe und fühle mich sehr schlecht«.

D **166. Wahnidee, krank, sein, krank zu, arbeitet darum nicht, und**

Delusion, sick, work, and for this reason he will not

arbeiten: tätig sein

Inter.: Das Kranksein wird als Begründung für sich selbst und/oder andere verwendet, um nicht zu arbeiten.

Beispiel: Patient: »Nomalerweise arbeite ich sehr viel, aber jetzt bin ich krank und kann deshalb nichts machen«.

D **167. Wahnidee, kritisiert; sie wird**

Delusion, critcisied, she is

Wahnidee: siehe > 150

kritisieren: mit jemanden oder etwas nicht einverstanden sein

Inter.: Das Gefühl haben, daß die Leute mit dem, was man tut oder getan hat, nicht einverstanden sind.

Beispiel: Patient: »Alle haben immer etwas an mir auszusetzen, keinem kann ich etwas recht machen«.

168. Wahnidee, Reichtum von > 73

169. Wahnidee, schön, sie sei schön und wünscht es sich D

Delusion, beautiful, she is beautiful and wants to be stram.

schön: von einem Aussehen, das so anziehend auf jemanden wirkt, daß es als wohlgefällig, bewundernswert empfunden wird

wünschen: sich sehnlich erhoffen

Inter.: Sich schön, gutaussehend fühlen und das Verlangen haben, daß dieser Zustand in der Zukunft erhalten bleibt.

Beispiel: Patient: »Unsere Tochter steht ständig vor dem Spiegel, macht sich fein und bewundert selbst ihre Schönheit«.

170. Wahnidee, sonderbar, merkwürdig, alles ist C

Delusion, strange, everything is

Wahnidee: siehe > 150

sonderbar: vom Üblichen, Gewohnten, Erwarteten abweichend und deshalb Verwunderung und Befremdung hervorrufend; eigenartig; merkwürdig

Inter.: Die Dinge, die geschehen, nicht richtig einordnen können und sie deshalb als merkwürdig empfinden.

Beispiel: (1) Patient: »Das ist sehr seltsam, diese Art der Schmerzen hatte ich noch nie. Das kenne ich gar nicht«.
(2) Patient: »Es ist sehr seltsam, was mit mir die letzten Tage geschehen ist. Ich habe so viele unterschiedliche Gefühle empfunden wie noch nie zuvor«.

C **171. Wahnidee, Stellung, nicht geeignet, sie sei für ihre**

Delusion, position, she is not fitted for her stram.

Stellung: die Position, die jemand in der Familie, im Ge-schäft oder in der Gesellschaft einnimmt

nicht geeignet: einen bestimmten Zweck nicht, bestimmten Anforderungen nicht entsprechend

Inter.: Der Patient hat das Gefühl, nicht kompetent zu sein für die Stellung, die er im Beruf, in der Familie oder in der Gesellschaft einnimmt.

Beispiel: (1) Patient: »Ich bin eine Rabenmutter. Ich habe nicht die Fähigkeiten, meine Kinder gut zu erziehen«.
(2) Patient: »Ich bin leitender Angestellter in unserem Betrieb und muß mich unter anderem um die Auszubildenden kümmern. Bei dieser Tätigkeit habe ich oftmals das Gefühl, den Bedürfnissen der jungen Leute nicht gerecht werden zu können«.

B **172. Wahnidee, Unrecht, begangen, er habe Unrecht**

Delusion, wrong, he has done

Wahnidee: siehe > 150

Unrecht: nicht in Übereinstimmung mit dem, was moralisch gut und richtig ist

Inter.: Ein unbestimmtes Gefühl haben, sich in einer bestimmten Situation nicht richtig verhalten zu haben.

Beispiel: (1) Patient: »Entschuldigen Sie bitte, jetzt hab ich bestimmt zu früh angerufen, aber es scheint mir sehr wichtig zu sein«.
(2) Patient: »Ich glaube, ich hätte das nicht essen sollen. Es ist mir nicht bekommen, nun habe ich wieder dieselben Magenschmerzen, wie zuvor«.
(3) Patient: »Ich habe die Medizin ohne Ihre Einwilligung genommen. Das war nicht in Ordnung, oder?«

⇒ Delirium, Schuld, gibt sich selbst, für seine Narrheit **B**

Delirium, blames himself for his folly op.

Delirium: Bewußtseinstrübung, die sich in Verwirrtheit äußert; nicht mehr Herr seiner Sinne sein

Schuld: bestimmtes Verhalten oder Tat, womit jemand gegen Werte, Normen verstößt; begangenes Unrecht, sittliches Versagen

Narrheit: Dummheit

Inter.: Sich selbst für etwas Unangenehmes die Schuld geben, und seine Tat oder Verhaltensweise als töricht bezeichnen.

Beispiel: (1) Patient: »Da habe ich unüberlegt gehandelt. Wie dumm von mir! Hätte ich nicht die Tabletten genommen, ginge es mir jetzt nicht so schlecht«.
(2) Patient: »Das war richtig blöd von mir, mich auf die Beziehung mit diesem Mann einzulassen. So was Dummes hätte mir eigentlich nicht passieren dürfen!«

173. Wahnidee, Unrecht, erlitten, er habe Unrecht **A**

Delusion, wrong, suffered, has

Wahnidee: siehe > 150

Unrecht: nicht in Übereinstimmung mit dem, was moralisch gut und richtig ist

erlitten: zugefügt worden

Inter.: Das Gefühl haben, Opfer einer Ungerechtigkeit geworden zu sein.

Beispiel: (1) Patient: »Ich war schon bei so vielen Ärzten. Alle haben mir versprochen, daß sie mich heilen werden, doch keiner hat sein Versprechen gehalten. Ich fühle mich ungerecht behandelt und traue langsam niemandem mehr«.

(2) Patient: »Ich fühle mich von meinem Mann ungerecht behandelt. Ich mache alles für ihn und er gibt mir nichts zurück. Das habe ich nicht verdient«.

C **174. Wahnidee, vergangenen Ereignissen, von lange**
Delusion, past, of events long

vergangen: bereits geschehen

Ereignis: besonderer, nicht alltäglicher Vorgang, Vorfall

lange: einen relativ großen Zeitraum

Inter.: Immer noch an längst vergangene Vorgänge oder Ereignisse denken. Die vergangenen Ereignisse und damit verbundenen Emotionen sind gegenwärtig.

Beispiel: Patient: »Ich habe immer noch diesen Unfall vor Augen, als wäre er gestern geschehen und empfinde immer noch denselben Schreck wie damals«.

A **175. Wahnidee, Verletzung, verletzt er sei**
Delusion, injured, is being

Wahnidee: siehe > 150

verletzt: nicht mehr unversehrt

Inter.: Das Gefühl haben, durch einen bestimmten Einfluß nicht mehr unversehrt zu sein. In bezug auf die Krankheit bedeutet das, einen bestimmten Grund für seine Erkrankung anzugeben.

Beispiel: (1) Patient: »Ich habe die Erkältung, weil ich draußen im Regen spazieren gegangen bin«.
(2) Patient: »Der Streß macht mich ganz krank«.

⇒ Tastet, wie im Dunkeln umher **A**

Groping, as if in the dark

im Dunkeln umher tasten: unsicher im Dunkeln tappen

Inter.: Es ist ein Zustand der Unklarheit, der Dunkelheit, in dem sich jemand befindet und in dem er versucht, die Lösung für ein Problem zu finden.

Beispiel: (1) Homöopath: »Was meinen Sie, woher Ihre Beschwerden herrühren?«
Patient: »Ich suche schon die ganze Zeit nach dem Grund, finde aber keinen. Vielleicht ist es der Magen, vielleicht auch die Galle etc«.
(2) Patient: »Die Ärzte wissen auch nicht, woher es kommt. Es gibt viele Vermutungen, aber keiner weiß etwas Genaues«.
(3) Patient: »Ich weiß nicht genau, was ich machen soll. Vielleicht sollte ich zum Arzt gehen oder eine Psychotherapie beginnen.Vielleicht hilft mir ja auch die Homöopathie, ich weiß es wirklich nicht«.

⇒ Theoretisieren **A**

Theorising

theoretisieren: eine verallgemeinernde Erklärung für etwas geben

Inter.: Einen bestimmten Sachverhalt durch eine Verallgemeinerung erklären. Eine Theorie aufstellen oder innerhalb einer Theorie denken.

Beispiel: (1) Patient: »..., aber im Moment haben ja alle Schnupfen«.
(2) Patient: »... Das ist bei Frauen halt so«.
(3) Patient: »Ich habe Osteoporose, aber das haben ja alle alte Menschen in meinem Alter«.

B **176. Wahnidee, Verletztung, verletzt, Umgebung, durch seine**

Delusion, injured, is being, surroundings, by his

Wahnidee: siehe > 150

verletzt: nicht mehr unversehrt

Umgebung: Dinge, Personen, Atmosphären, die eine Person umgeben

Inter.: Das Gefühl haben, durch die Umgebung Schaden zu nehmen.

Beispiel: (1) Patient: »Mein Mann und meine Familie machen mich krank. Wenn sie nicht wären, ginge es mir wesentlich besser«.
(2) Patient: »Es macht mir schwer zu schaffen, daß wir in einer sehr kalten und emotionslosen Gesellschaft leben. Niemand ist freundlich und liebenswert zu anderen«.
(3) Patient: »Die Atmosphäre im Büro ist unerträglich. Es herrscht nichts als Konkurrenz zwischen den Mitarbeitern und ich merke, daß meine Gesundheit darunter leidet«.

B **177. Wahnidee, Verletzung, werden, würde gleich verletzt**

Delusion, injury, is about to receive

Wahnidee: siehe > 150

verletzt: nicht mehr unversehrt

Inter.: Das Gefühl haben, durch irgendetwas in der Zukunft seine Unversehrtheit zu verlieren.

Beispiel: (1) Patient: »Ich habe schon seit Tagen das Gefühl, daß ich eine Erkältung bekommen werde«.
(2) Patient: »Ich möchte die Tabletten nicht mehr nehmen, ich habe das Gefühl, daß sie mir Schaden zufügen werden«.

178. Wandern, Verlangen zu > 110

179. Weinen, Berührung, bei > 187

180. Weinen, verweigert wird, wenn etwas > 181

181. Weinen, Widerspruch, bei **B**

Weeping, contradiction, from

Weinen: Tränen vergießen (als Ausdruck von Schmerz)

Widerspruch: Opposition erfahren, fehlende Übereinstimmung

Inter.: Zu weinen beginnen, wenn die Dinge nicht nach den eigenen Vorstellungen geschehen.

Bespiel: (1) Patient: »Auffällig bei unserem Kind ist, daß,wenn es mit einem Problem beschäftigt ist und es nicht die Lösung für dieses Problem findet, anfängt zu weinen«.
(2) Patient: »Ich kann mich nicht mit meinen Mann auseinandersetzen. Sobalb er nicht einer Meinung mit mir ist, stehen mir die Tränen in den Augen und ich ziehe mich zurück«.

⇒ **Weinen, verweigert wird; wenn etwas** **B**

Weeping, refused, when anything

verweigert wird: etwas Gefordertes nicht bekommen

Inter.: Die Forderung nach etwas (Gegenstände, Aufmerksamkeit, Liebe, etc.) wird nicht erfüllt und daraufhin zu weinen beginnen.

Beispiel: (1) Patient: »Sobald er nicht das bekommt, was er möchte, beginnt er zu weinen«.

(2) Mit Tränen in den Augen berichtet eine Patientin, daß ihr im Leben die Liebe verwehrt worden ist, die sie sich so sehnlichst von ihrem Mann gewünscht hat.

B **182. Widerstreit mit sich selbst**

Antagonism, with herself

Widerstreit: Konflikt

mit sich selbst: mit der eigenen Person

Inter.: Mit sich selbst im Konflikt sein, sich selbst als Feind betrachten. (1) Sich selbst für etwas hassen oder anklagen, weil man das Gegenteil von dem getan hat, was man eigentlich tun möchte. (2) Es gibt in einer bestimmten Situation zwei oder mehrere Möglichkeiten sich zu verhalten und man kann sich nicht entscheiden. Es findet ein innerer Kampf statt.

Beispiel: zu (1) Patient: »Warum verhalte ich mich bloß immer so ungerecht. Ich nehme mir immer wieder vor, gerecht zu sein, bin es aber nicht. Ich hasse mich dafür«.
zu (2) Patient: »Ich weiß nicht, was ich machen soll. Auf der einen Seite will ich meinen Mann nach diesem Vorfall verlassen, auf der anderen Seite kann ich es nicht. Ich kann mich nicht entscheiden und fühle mich so schlecht damit. Ich mag mich selber nicht mehr«.

C ⇒ **Wille, widersprüchlicher**

Will, contradiction of

Wille: Wollen; die Fähigkeit, sich bewußt gegen oder für etwas zu entscheiden

widersprüchlich: nicht übereinstimmend, sich ausschlie_en

Inter.: Das Gegenteil von dem tun, was man eigentlich tun möchte. In der Rubrik »Widerstreit, mit sich selbst« haßt sich jemand für etwas, bzw. dafür, wie er ist. In dieser Rubrik fehlt das Gefühl des Selbsthasses.

Beispiel: (1) Patient: »Eigentlich möchte ich mir das Rauchen abgewöhnen, trotzdem rauche ich weiter«.
(2) Homöopath: »Bei unserem letzten Gespräch haben Sie gesagt, daß Sie Ihre Kinder öfters anschreien. Geschieht das noch immer?«
Patient: »Das stimmt. Trotzdem ich mir vorgenommen habe, es nicht mehr zu tun, passiert es immer wieder. Ich mache oft das Gegenteil von dem, was ich eigentlich möchte«.

⇒ Gedanken, zwei Gedankengänge D

Thoughts, two trains of thought

Gedanken: was gedacht wird

zwei: ein Paar

Gedankengang: Abfolge von Gedanken, die zu einem bestimmten Resultat führt

Inter.: Das Wollen beinhaltet eine Absicht, das Denken hingegen kann absichtslos sein. In dieser Rubrik geht es nicht um den Willen, sondern um Gedanken. Es existieren lediglich zwei Gedankengänge nebeneinander. Jemand denkt zwei Dinge zur gleichen Zeit.

Beispiel: Patient: »Manchmal überlege ich, ob die Homöopathie wirklich eine gute Sache ist. Ich denke dann gleichzeitig über das Für und Wider der Homöopathie nach«.

⇒ Wille, zwei Willen, Gefühl, er habe D

Will, two wills, feels as if he had

Wille: Wollen, die Fähigkeit, sich bewußt gegen oder für etwas zu entscheiden

Gefühl: eine subjektive Empfindung des Menschen, die sein Verhältnis und seine Einstellung zur Umwelt mitbestimmt

Inter.: Hier handelt es sich um eine gespaltene Persönlichkeit. Der Patient fühlt, daß es zwei innere Instanzen gibt, die zwei unterschiedliche Dinge wollen. Schizophrenie.

Beispiel: Patient: »Das ist ein schrecklicher Zustand, in dem ich mich befinde. Es ist, als wäre ich nicht nur eine Person, sondern würde mich aus zwei Personen zusammensetzen. Jede für sich möchte etwas Widersprüchliches, und ich kann sie nicht vereinen«.

B **183. Widerwillen**
Disgust

Widerwillen: Gefühl des Angewidertseins; heftige Abneigung

Inter.: An einer bestimmten Sache absolut keinen Gefallen mehr finden können. Jede Berührung mit dieser Sache erzeugt ein Gefühl heftiger Abneigung.

Beispiel: (1) Patient: »Ich bin es absolut leid, diese Tabletten zu nehmen«.
(2) Patient: »Diese Schmerzen widern mich an. Wie lange soll das noch so weitergehen«.

A **184. Wille, Muskeln gehorchen dem Willen nicht, wenn die Aufmerksamkeit abgelenkt wird**
Will, muscles refuse to obey the will, when attention is turned away

Wille: Wollen, die Fähigkeit sich bewußt gegen oder für etwas zu entscheiden

Muskeln: Teile des menschlichen Körpers, die für die Bewegungsausführung verantwortlich sind

gehorchen: sich dem Willen einer Person oder Autorität unterstellen

aufmerksam: seine geistige Aufnahmefähigkeit auf etwas richten, konzentrieren

abgelenkt: in eine andere Richtung gelenkt

Inter.: Die Muskeln gehorchen dem Willen nur solange, wie der Wille auf sie gerichtet ist. Den Lauf der Dinge nur solange beeinflussen können, wie der Wille stark ist, wird er abgelenkt, gehen die Dinge ihren Weg.

Beispiel: (1) Patient: »Ich bin ein Willensmensch«.
(2) Patient: »Ich kann nicht spontan urinieren. Nur solange, wie ich mich stark auf meine Blase konzentriere, kann ich Wasser lassen«.
(3) Patient: »Tagsüber konnte ich die Schmerzen noch unter Kontrolle halten, aber nachts war es mir unmöglich«.
(4) Patient: »Ich versuche, die Schmerzen solange wie möglich zu kontrollieren, aber irgendwann reicht meine Willenskraft nicht mehr aus«.
(5) Patient: »Jeder andere hätte schon längst aufgegeben, aber ich halte auf Grund meiner Willenskraft durch«.

185. Wille, widersprüchlicher > 182

186. Wille, zwei Willen, Gefühl er habe > 182

187. Zorn, Berührung, bei B

Anger, touched, when

Zorn: eine starke Emotion, die durch eine Verletzung hervorgerufen wird, und das Verlangen nach Vergeltung beinhaltet

Berührung: in Kontakt mit etwas kommen

Inter.: »Berührt zu werden« ist körperlich, aber auch emotional möglich. Diese Berührung kann positive und negative Gefühle hervorrufen. In diesem Fall löst sie ein Gefühl der Verärgerung aus.

Beispiel: (1) Ein Patient ist durch sein Examen gefallen und hat seitdem Magenbeschwerden. Auf die Frage, inwieweit ihn die nicht bestandene Prüfung belastet, wird er ärgerlich und sagt, daß er nicht darüber sprechen möchte.

(2) Patient: »Ich bin die ganze Zeit sehr müde. Das ärgert mich«.
(3) Immer, wenn ein Patient mit unangenehmen Themen in Berührung kommt, wird er ärgerlich und spricht kein Wort mehr mit seiner Frau und seinen Kindern.

B ⇒ **Weinen, Berührung, bei**
Weeping, touched, when

Weinen: Tränen vergießen (als Ausdruck von Schmerz)

Inter.: Körperlich oder emotinal mit etwas in Berührung kommen und als Folge davon zu weinen beginnen.

Beispiel: Ein Geschäftsmann fängt plötzlich in der Anamnese an zu weinen, als man ihn auf seine Familie anspricht. Sie hätten sich vor einem Jahr von ihm getrennt und er hätte diesen Schock nie überwunden.

C ⇒ **Berührt zu werden, Abneigung**
Touched, aversion to being

Berührung: in Kontakt mit etwas kommen

Abneigung: deutlich bewußte Empfindung, jemanden oder etwas nicht zu mögen

Inter.: Mit irgendetwas nicht emotinal oder körperlich in Berührung kommen wollen.

Beispiel: (1) Patient: »Ich möchte nicht über meine Beziehung sprechen«.
(2) Patient: »Fassen sie mich bitte nicht an, ich mag das nicht«.

C ⇒ **Empfindlich, Berührung, gegen**
Sensitive, touch, to

empfindlich: auf bestimmte Reize schnell, leicht reagieren

Inter.: Nicht nur mit Zorn, mit Weinen oder Abneigung auf die Dinge regieren, durch die man berührt wird, sondern auf unterschiedlichste Art und Weise.

Beispiel: Man kann einfach nicht einschätzen, wie der Patient auf Berührung reagiert. In manchen Situationen weint er, in wieder anderen wird er wütend oder abweisend.

188. Zorn, Unterbrechung, durch > 130

189. Zorn, Widerspruch, bei **B**

Anger, contradiction, from

Zorn: eine starke Emotion, die durch eine Verletzung hervorgerufen wird, und das Verlangen nach Vergeltung beinhaltet

Widerspruch: Opposition erfahren

Inter.: Zornig werden wenn die Dinge nicht so geschehen, wie jemand es möchte.

Beispiel: (1) Patient: »Diese Erkältung ärgert mich«.
Homöopath: »Warum sind Sie verärgert darüber?«
Patient: »Weil die Dinge nicht so laufen wie ich es gerne hätte. Mir paßt es jetzt nicht erkältet zu sein«.
(2) Ein kleines Kind wird immer dann wütend, wenn es nicht das bekommt, was es will.

190. Zweifel, Genesung in bezug auf > 146

Teil 3

Fallbeispiele

Die folgenden Fallbeispiele, die in zusammengefaßter Form die Gespräche mit Patienten wiedergeben[5], sollen die Arbeit mit der SEHGAL-METHODE verdeutlichen. Gemeinsam ist allen Fallbeispielen, daß sie *gelöste* Fälle darstellen, an denen sich ein optimaler Fallverlauf demonstrieren läßt. An diesen Fällen wird daher besonders deutlich, wie außerordentlich wichtig es ist, das Heilmittel nicht zu wechseln oder zu früh zu wiederholen, nachdem eine positive Reaktion (siehe Kapitel »Fallverlauf«) auf die Arzneimittelgabe beobachtet wird. In diesem Zusammenhang soll nochmals auf die zentrale Stellung der Geistes- und Gemütssymptomatik hingewiesen werden. Die Normalisierung dieser Symptomatik ist grundsätzlich erforderlich, damit von einer positiven Wirkung der Arznei gesprochen werden kann. Aus diesem Grund ist die Überprüfung der Geistes- und Gemütssymptome, auf denen die Arzneimittelwahl beruht, bei jedem Follow-up notwendig. Tritt eine Normalisierung dieser Symptome ein, hängt der weitere Fallverlauf entscheidend davon ab, ob die Unterschei-

---

5 Daher sind umgangssprachliche Formulierungen in den Fallbeispielen enthalten, die aber nicht korrigiert wurden, um die Gespräche an diesen wesentlichen Stellen nicht zu verfälschen.

dung zwischen »wirklichen« und »scheinbaren« Krankheiten erfolgreich getroffen wird. Dafür ist es erforderlich, die Gesetzmäßigkeiten, die den Verlauf der »scheinbaren Krankheiten« bestimmen, zu kennen. Diese Gesetzmäßigkeiten sollen zum Abschluß ein weiteres Mal genannt werden:

1. Die Dauer der Ausscheidungen beträgt immer eine ungerade Anzahl (1,3,5,7,9,11,13,15, etc.) von Minuten, Stunden oder Tagen.
2. Die Ausscheidungen verlaufen in drei Phasen: eine Phase des Anstiegs, des Höhepunkts und des Abklingens. Der Patient wird in 90% der Fälle am Tage oder der Stunde des Gipfels der Ausscheidungsreaktion den Kontakt zum Homöopathen suchen.
3. Die Ausscheidungen können nicht nur einmal auftreten, sondern sich mehrmals hintereinander ereignen, wobei die Intensität des Gipfels und die Dauer nach und nach abnehmen muß. Dieses Kriterium ist besonders wichtig in der Praxis: es besagt, daß innerhalb des Heilungsprozesses wochen- oder monatelang »scheinbare« Krankheiten aufeinanderfolgen können.
4. Nach jeder Ausscheidung muß sich eine Besserung der Beschwerden und des Allgemeinbefindens zeigen.

Fall 1

Frau, 34 Jahre alt, nimmt seit dem 17. Lebensjahr Barbiturate und leidet seit langer Zeit unter Schlafstörungen und Magenbeschwerden.

Frühere Erkrankungen: Gallensteinkoliken; Magengeschwüre; Hämorrhoiden; Sonnenallergie

Patientin: »Ich komme zu Ihnen, weil ich seit 6 Monaten unter Durchfall leide. Das kommt durch die Beruhigungsmittel **(1)**, die ich schon seit Jahren nehme. Immer wenn ich sie eine Zeitlang absetzen konnte, hatte ich wieder normalen Stuhl. Doch jetzt hält der Durchfall an, obwohl ich zeitweise immer wieder versucht habe, die Beruhigungsmittel nicht mehr zu nehmen. Deshalb bin ich sehr beunruhigt **(2)**«.

Homöopath: »Sie kommen wegen des Durchfalls zu mir?«

Patientin: »Nicht nur, auch wegen der nervösen Beschwerden. Ich will diese Beruhigungsmittel, die das alles nur noch schlimmer machen **(1)**, nicht mehr nehmen **(3)**. Ich habe es satt, diese Tabletten zu schlucken **(4)**, obwohl ich im Moment nur ganz schwer ohne sie auskommen kann. Ich bin so nervös und angespannt, daß jede Kleinigkeit mich aus der Bahn wirft?«

Homöopath: »Geben Sie mir bitte ein Beispiel, was Sie damit meinen?«

Patientin: »Ich bin einfach nicht mehr belastbar. Das hat immer weiter zugenommen. Ich kann mich zum Beispiel nicht mehr mit anderen Menschen auseinandersetzen. Sobald es zu Streitigkeiten oder Auseinandersetzungen kommt, bin ich so aufgeregt, daß ich mich fast immer übergeben muß. Außerdem habe ich schreckliche Erwartungsängste. Ich bekomme dann Durchfall und schwitze stark unter den Armen. Das ist eine richtige Tortur für mich **(5)**«.

Homöopath: »Hatten Sie diese Probleme auch, bevor Sie zu mir gekommen sind?«

Patientin: »Ja, da hatte ich die gleichen Probleme. Ich konnte gestern Nacht nicht schlafen und hatte extremen Durchfall **(5)**. Ich habe das Gefühl, daß ich von Tag zu Tag immer mehr von meiner Kraft verliere, ich werde körperlich, aber auch psychisch immer schwächer **(6)**. Ich baue immer weiter ab und sehne mich nach innerem Frieden **(7)**«.

Homöopath: »Was verstehen Sie unter 'Frieden?'«

Patientin: »Schon seit sehr langer Zeit habe ich das Bedürfnis nach innerlicher Ruhe und Zufriedenheit, die ich aber nie gefunden habe. Ich war schon immer so nervös, wußte mich nicht zu wehren und war nie zufrieden mit meinem Leben«.

Homöopath: »Weshalb kommen Sie erst jetzt zu mir?«

Patientin: »Ich war oder bin auch heute noch irgendwie zuversichtlich, daß alles einen positiven Verlauf nimmt **(8)**, aber der Durchfall ist sehr hartnäckig und beunruhigt mich so sehr, daß ich zu Ihnen gekommen bin. **(2)**. Außerdem kommt noch hinzu, daß ich mich seit dem Durchfall sehr schwerfällig fühle, ein wenig wie betäubt. Ich scheine geistig richtig schlapp zu sein **(9)**«.

(1) Wahnidee, Verletzung, verletzt er sei
(2) Beschwerden durch: Verlegenheit
(Verlegenheit, Beschwerden nach)
(3) Stimmung, abweisend, zurückweisend
(4) Widerwillen
(5) Beschwerden durch: Erwartungsspannung
(6) Wahnidee, dünn, er wird
(7) Verlangen, Ruhe und Frieden, nach
(8) Hoffnung, voller
(9) Stumpfheit, Säfteverlust, nach

Die Rubriken (6) und (7) sind die bestimmenden Geistes- und Gemütssymptome in diesem Fall. Das Gefühl der Patientin, seit Jahren immer mehr von ihrer Kraft zu verlieren (6) und der Wunsch nach innerem Frieden (7) müssen im Rahmen der Heilung auf jeden Fall reguliert werden. **Sulphur C 1000** wurde einmalig verabreicht und beendete den Durchfall noch am selben Tag. Die Patientin berichtete darüber hinaus, daß es ihr bereits am folgenden Tag auch psychisch wesentlich besser ginge und sie zum ersten Mal seit langer Zeit wieder gut geschlafen hat. Sie sagte, daß ihre Nervosität und Schwerfälligkeit im Denken abgenommen hätte und sie sich allgemein »stärker« fühle.

2 Wochen nach Mittelgabe
Die Patientin bekommt hohes Fieber mit Schüttelfrost. Sie macht sich Sorgen wegen dieser Beschwerden, wird aber darüber aufgeklärt, daß es sich um eine Ausscheidungsreaktion handelt, die innerhalb der Heilung auftreten muß. Sie erhält Placebo und nach fünf Tagen normalisiert sich ihr Zustand.

4 Wochen nach Mittelgabe:
Patientin: »Ich habe zum ersten Mal seit Jahren das Gefühl, ohne Beruhigungstabletten auskommen zu können. Ich kann wieder richtig schlafen, fühle mich insgesamt viel ruhiger als sonst und

habe mehr Kraft, mich Situationen gegenüberzustellen. Was mir im Moment Gedanken macht, ist meine Aggressivität. Ich bin nicht immer aggressiv, aber an manchen Tagen bin ich so reizbar, daß mir niemand auch nur ein falsches Wort sagen darf. Ich fahre dann richtig aus der Haut und bereue später sehr, daß ich so reagiert habe **(1)**«.

Homöopath: »Wie ist es mit Ihrem Gefühl, daß Sie immer mehr von Ihrer Kraft einbüßen?«

Patientin: »Was meinen Sie damit?«

Homöopath: »Sie haben mir in unserem ersten Gespräch davon erzählt, daß Sie das Gefühl hätten, immer mehr von Ihrer körperlichen, aber auch geistigen Kraft zu verlieren?«

Patientin: »Das ist viel besser geworden. Wie gesagt, ich fühle mich wieder stärker, obwohl ich noch nicht die innerliche Zufriedenheit habe, wie ich sie mir vorstelle. Aber ich merke, daß ich auf dem richtigen Weg bin«.

(1) Zorn, abwechselnd mit: Reue, mit schneller:

Placebo wird verabreicht.

6 Wochen nach Mittelgabe
Erneut bekommt die Patientin Fieber mit Schüttelfrost, das nach drei Tagen abklingt.

Placebo wird verabreicht.

8 Wochen nach Mittelgabe
Der Allgemeinzustand der Patientin ist sehr gut. Sie nimmt keine Babiturate mehr.

12 Wochen nach Mittelgabe
Die Patientin bekommt einen leichten Rückfall, nachdem ihr Bruder verstorben ist. Sie erhält **Sulphur C 10000**, worauf sich ihr Zustand wieder normalisiert.

Fall 2

Frau, 28 Jahre alt, leidet seit drei Jahren unter nervösen Magenproblemen.

Frühere Erkrankungen: Pilzinfektionen im Genitalbereich; häufige Kopfschmerzen

Patientin: »Ich habe große Probleme mit meinem Magen. Schon bereits seit Jahren bekomme ich oftmals Magenschmerzen und habe ein unangenehmes, verkrampftes Gefühl in der Magengegend, wenn ich unter psychischer Belastung stehe oder ich mich falsch ernähre. Im Moment zum Beispiel, bin ich total gestreßt. Das ist besonders schlimm für meinen Magen. Ich habe dann sofort Schmerzen und muß sehr darauf acht geben, was ich zu mir nehme **(1)**«.

Homöopath: »Wie gehen Sie mit Ihren Beschwerden um?«

Patientin: »Wenn es möglich ist, lege ich mich hin. Am liebsten habe ich es jedoch, wenn sich jemand um mich kümmert, mich ein wenig massiert und verwöhnt **(2)**. Das löst dann die Verkrampfung, und die Schmerzen werden gebessert **(3)**«.

Homöopath: »Was machen Sie sich sonst noch für Gedanken über Ihre Beschwerden?«

Patientin: »Erst einmal gehen mir die Beschwerden immer wieder im Kopf herum **(4)**. Das stört mich **(5)**, weil ich mich ständig auf meinen Magen konzentrieren muß und ich mir sehr viele Gedanken darüber mache **(4)**. Und ich bin besorgt darüber. Ich habe Angst, daß die Beschwerden immer fortdauern werden und ich deshalb nicht genügend Nahrung zu mir nehme **(6)**. Außerdem bin ich allgemein unzufrieden mit meiner Gesundheit, wenn ich diese Beschwerden habe **(7)** und möchte wissen, woher sie kommen **(8)**.

Homöopath: »Was meinen Sie selbst, was die Ursache für Ihre Beschwerden ist?«

Patientin: »Ich weiß es nicht. Ich weiß nur, daß ich diesen Beschwerden gegenüber hilflos bin. Ich habe schon soviel ausprobiert, und nichts hat geholfen. Ich kann einfach nichts dagegen machen **(9)**. Kann die Homöopathie mir denn helfen **(8)**?« Aber bitte fragen Sie mich nicht mehr so viele Dinge, ich merke schon, daß ich gar nicht mehr klar denken kann **(10)**.

(1) Wahnidee, Verletzung, verletzt er sei
(2) Magnetisiert, Verlangen magnetisiert zu werden
(3) Magnetisiert, amel.
(4) Empfindlich, geistig: Eindrücke, gegen geistige
(5) Störung, Abneigung gegen (Nachtrag aus dem Complete-Repertory)
(6) Sorgen voller, Beschwerden von (unter: Beschwerden, durch: Sorgen, Kummer:)
(7) Unzufrieden, Gesundheit, in bezug auf die
(8) Licht, Verlangen nach
(9) Hilflosigkeit, Gefühl der
(10) Stumpfheit, denkt: lange zu denken, unfähig

Phosphor C 1000 wurde einmalig verabreicht. Die Magenbeschwerden wurden bis zum nächsten Tag um 70% gelindert.

3 Woche nach Mittelgabe
Patientin: »Ich habe heute bereits dreimal plötzlich erbrochen und zudem haben sich meine Magenbeschwerden wieder verschlechtert«.

Homöopath: »Ist irgendetwas in der Zwischenzeit geschehen, was sie belastet hat?«

Patientin: »Nein«.

Homöopath: »Haben sie sonst noch Probleme?«

Patientin: »Ja, ich fühle mich sehr schlapp und müde«.

Placebo wird verabreicht.

Nächster Tag.
Patientin: »Gestern mußte ich insgesamt fünfmal erbrechen. Über Nacht ging es mir dann wieder besser. Ich habe gut und lange geschlafen, aber heute morgen habe ich erneut erbrechen müssen«. Was ist das denn bloß?«

Homöopath: »Wie stark sind ihre Magenprobleme im Moment?«

Patientin: »Meinem Magen geht es auch besser«.

Homöopath: »Sind sie noch schlapp?«

Patientin: »Ja, ich fühle mich immer noch schlapp«.

Placebo wird verabreicht.

Nächster Tag.
Patientin: »Gestern morgen habe ich zum letzten mal erbrochen. Mein Magen ist viel besser, aber ich fühle mich immer noch sehr schlapp«.

4 Wochen nach Mittelgabe:
Die Magenbeschwerden haben sich auf 20% reduziert, aber das Gefühl der Schwäche ist immer noch vorhanden und wird von einem Gefühl der Antriebslosigkeit begleitet. Die Patientin möchte am liebsten den ganzen Tag im Bett bleiben.

Placebo wird verabreicht.

5 Wochen nach Mittelgabe:
Der Zustand der Patientin bleibt unverändert, und sie erhält auf Grund der neuen Symptome

(1) Wahnidee, arm, er sei (»Ich fühle mich so schlapp und antriebslos, ...«.
(2) Bett, bleiben, möchte im (... und würde am liebsten den ganzen Tag im Bett bleiben«.)

Psorinum C 1000. Auf die Mittelgabe muß die Patientin erneut einmalig erbrechen. Das Gefühl der Schwäche und Antriebslosigkeit verliert sich daraufhin, und die Magenbeschwerden treten nur noch in besonderen Streßsituationen auf.

Fall 3

Junge, 3 Jahre alt. Die Mutter klagt darüber, daß ihr Kind seit ca. einer Woche sehr reizbar und launisch sei. Sie könne ihm nichts recht machen, und er wollte am liebsten die ganze Zeit getragen werden. Heute hätte er zudem starken Durchfall bekommen, der grünlich sei und abscheulich riechen würde. Die Frage, ob es einen Grund für die Veränderung in dem Verhalten des Kindes gäbe, verneint die Mutter. Weitere Beschwerden bestehen nicht.

Frühere Erkrankungen: Mittelohrentzündung, Aphten im Mundbereich

Placebo wird verabreicht.

1 Woche später
Der Durchfall dauerte nur einen Tag an. Die Reizbarkeit und Launenhaftigkeit des Kindes klang innerhalb der Woche ab. Nach dieser *Ausscheidungserkrankung* macht das Kind einen Entwicklungssprung.

Fall 4

Mann, 35 Jahre alt, leidet seit einigen Monaten unter chronischer Sinusitis.

Frühere Erkrankungen: als Kind vergrößerte Tonsillen, die entfernt wurden; häufige Infektanfälligkeit; vor drei Jahren akute Appendizitis; Ischialgien

Patient: »Ich bin seit einiger Zeit sehr infektanfällig und habe ständig Erkältungen verbunden mit starken Kopfschmerzen«.

Homöopath: »Wie oft treten die Beschwerden auf?«

Patient: »Ich habe seit drei Monaten ständig Probleme, aber alle zwei bis drei Wochen wird es immer besonders schlimm, wie jetzt«.

Homöopath: »Was machen Sie sich für Gedanken über Ihre Beschwerden?«

Patient: »Ich mache mir Sorgen, um meine Arbeit, da ich sehr oft krankfeiern muß **(1)**. Und, was noch viel schlimmer ist, ich bin außerordentlich schlecht gelaunt **(2)** und niedergeschlagen **(3)**, wenn ich nicht arbeiten kann. Ich kann einfach nicht Nichts tun, sonst fühle ich mich sehr unwohl«.

Homöopath: »Wie gehen Sie mit Ihren Beschwerden um?«

Patient: »Bisher habe ich sehr schnell Medikamente genommen, damit ich wieder arbeiten konnte. Wenn es ganz schlimm ist, ist es mir ganz egal, was hinterher geschieht, Hauptsache, ich fühle mich wieder besser **(4)**!«

Homöopath: »Sie meinen, Sie wollen die Symptome in diesen schlimmen Phasen so schnell als möglich loswerden, ohne daß Sie dabei an Ihre Genesung denken?«

Patient: »Ja, ich möchte wieder arbeiten können. Ich bin dann besorgt, daß die Beschwerden weiterhin andauern und ich nicht das machen kann, was ich möchte. Ich habe Angst davor eingeschränkt zu bleiben **(5)**. Wie lange wird es dauern, bis ihre Mittel anschlagen **(6)**?«

(1) Angst, Geschäfte, über
(2) Reizbarkeit, Untätigkeit, Müßiggang, bei
(3) Traurigkeit, Untätigkeit, Müßiggang, bei
(4) Gleichgültigkeit, Genesung, gegenüber seiner
(5) Furcht, Armut, vor
(6) Licht, Verlangen nach

Calcium carbonicum ist das Heilmittel in diesem Fall. Es wurde in der **C 1000** einmalig verabreicht.

Einen Tag nach der Mittelgabe
Patient: »Es geht mir besser. Ich kann zwar heute noch nicht wieder arbeiten, aber ich fühle mich allgemein wohler«.

Homöopath: »Wie ist Ihre Stimmung?«

Patient: »Besser als gestern. Obwohl ich nicht arbeiten kann, bin ich nicht mehr so unausgeglichen und gereizt«.

Homöopath: »Haben Sie noch Angst davor, daß die Beschwerden Sie noch weiterhin einschränken könnten ?«

Patient: »Nein, im Moment nicht«.

Homöopath: »Und Ihre Sorge um Ihren Beruf, ist die noch vorhanden«.

Patient: »Das ist seltsam, auch daran hab ich seit gestern nicht mehr so häufig denken müssen, obwohl mir diese Sorge zuvor sehr zu schaffen gemacht hat«.

Die Mittelgabe ist erfolgreich. Der Geistes- und Gemütszustand des Patienten wurde normalisiert und die Beschwerden gelindert. Eine Ausscheidungsreaktion ist bis zu diesem Zeitpunkt noch nicht eingetreten, wird aber in der Folgezeit erwartet.

Fünf Tage nach Mittelgabe berichtet der Patient, daß er beschwerdefrei ist.

4 Wochen nach Mittelgabe:

Patient: »Es geht mir wieder sehr schlecht. Ich habe auf einmal Fieber und einen sehr starken Schnupfen bekommen. Heute konnte ich wieder nicht zur Arbeit gehen. Können Sie nicht etwas für mich tun?«

Homöopath: »Wann hat das Fieber und der Schnupfen eingesetzt?«

Patient: »Ich fühle mich seit drei Tagen unwohl, wobei das Fieber und der Schnupfen vorgestern begonnen haben und stärker geworden sind.»

Homöopath: »Die Beschwerden werden innerhalb der nächsten zwei Tage abklingen. Sie brauchen sich keine Sorgen zu machen, es handelt sich um eine Ausscheidungsreaktion innerhalb des Heilungsprozesses. Wenn Sie möchten, können Sie sich ein Arzneimittel zur Unterstützung in der Praxis abholen«.

Patient: »Das wäre mir sehr recht«.

Placebo wird verabreicht.

Nach zwei Tagen ist die Ausscheidungsreaktion abgeklungen. Das Allgemeinbefinden des Patienten ist gut und die Sinusitis trat in der Folgezeit nicht mehr in Erscheinung.

Fall 5

Frau, 40 Jahre alt, mit starken Schmerzen im rechten Hüftgelenk. Die Beschwerden bestehen seit mehreren Jahren. Sie ist sehr aufgeregt und nervös. Vor drei Wochen hatte sie einen erneuten Termin zur Untersuchung im Krankenhaus, bei dem ihr zur Operation geraten wurde. Seitdem hat sie panische Angst und leidet unter Schlafstörungen.

Frühere Beschwerden: Hörsturz; Schwindel- und Ohnmachtsanfälle; vor zwei Jahren Gebärmutteroperation.

Patientin: »Jetzt ist es schon gar nicht mehr so schlimm. Ich habe mich wieder einigermaßen unter Kontrolle **(1)**, aber noch vor drei Tagen war es fürchterlich **(2)**. Ich hatte solche Angst **(3)**, daß ich meine ganze Familie verrückt gemacht habe. Das möchte ich nie wieder erleben. Ich habe Angst vor der Operation, aber ich habe auch Angst davor, nicht mehr richtig laufen zu können **(4)**. Im Moment habe ich ständig Schmerzen in meiner Hüfte und kann mich nicht mehr ohne Schmerzen bewegen. Aber das schlimmste war diese Panik vor einigen Tagen **(2)**«.

Homöopath: »Warum war diese Panik so schlimm für Sie?«

Patientin: »Weil ich mich nicht mehr unter Kontrolle hatte **(5)**, tagsüber ging es noch, aber nachts bin ich fast verrückt geworden. Ich konnte nicht mehr alleine sein und brauchte ständig meinen Mann in meiner Nähe **(6)**. Das war schrecklich. Jedesmal wenn ich an die Operation gedacht habe, konnte ich meine Angst nicht mehr im Zaum halten **(1)(5)**. Ich hatte schreckliche Angst **(3)**.

Homöopath: »Im Moment geht es Ihnen aber besser?«

Patientin: »Ich merke trotzdem, daß ich etwas unternehmen muß. Die Beschwerden nehmen zu, und ich möchte nicht operiert werden. Außerdem kommt diese Angst von Zeit zu Zeit immer wieder.

Ich und auch meine Familie halten diesen Zustand nicht mehr aus. Ich habe Angst, daß es wieder so schlimm werden könnte wie vor einigen Tagen **(2)(4)**. Meinen Sie, Sie können mir mit der Homöopathie helfen?« **(7)**

Homöopath: »Sehr wahrscheinlich, ja«.

Patientin: »Ich möchte aber trotzdem meine Hüfte von Zeit zu Zeit röntgen lassen. Meinen Sie, daß das trotz Ihrer Behandlung möglich ist?« **(8)**

Homöopath: »Ja, das ist ohne weiteres möglich«.

(1) Wille, Muskeln gehorchen dem Willen nicht, wenn die Aufmerksamkeit abgelenkt wird
(2) Beschwerden, Verlegenheit, nach
(3) Angst, Furcht, mit
(4) Furcht, Leiden, vor (Gelsemium ist ein Nachtrag aus dem Complete-Repertory)
(5) Furcht, Selbstkontrolle zu verlieren
(6) Klammern, Personen oder Möbel, an
(7) Halten, gehalten zu werden; Verlangen
(8) Licht, Verlangen nach

Das Verhalten der Patientin ist von Angst geprägt (3) (4) (5). Nach der einmaligen Gabe **Gelsemium C 1000** normalisierte sich ihr Geistes- und Gemütszustand, aber die Schmerzen in der Hüfte verschlimmerten sich.

1 Woche nach Mittelgabe:
Patientin: »Mein psychischer Zustand ist sehr gut. Meine Angstzustände und Nervosität sind fast verschwunden, und ich kann wieder schlafen«.

Homöopath: »Denken Sie noch oft an eine Operation?«

Patientin: »Auch in der Beziehung bin ich ruhiger geworden. Ich mache mir zwar immer noch Gedanken darüber, was ich tun soll, wenn diese Schmerzen anhalten, aber ohne dabei gleich in Panik auszubrechen. Meinen Sie wirklich, daß meine Hüfte noch besser werden wird **(1)**?«

⇒*Homöopath:* »Ja«.

Patientin: »Das beruhigt mich, wenn Sie das sagen **(2)**. Ich mache mir schon noch Sorgen um meine Hüfte und überlege, ob ich nicht noch mal zum Röntgen gehen soll **(3)**!«

Homöopath: »Gehen Sie bitte vorerst nicht zum Röntgen. Das Mittel hat sehr gut gewirkt und ich werde Ihnen dasselbe Mittel nochmals in einer anderen Potenz geben. Warten Sie bitte noch eine Zeitlang ab, wie sich diese Potenz auf Ihre Hüftbeschwerden auswirkt. Danach können Sie entscheiden, ob es notwendig ist, die Hüfte röntgen zu lassen«.

(1) Halten, gehalten zu werden, Verlangen
(2) Halten, amel. wenn er gehalten wird
(3) Licht, Verlangen, nach

Placebo wird verabreicht.

3 Wochen nach Mittelgabe
Patientin: »Seit vorgestern habe ich starken Durchfall und Bauchschmerzen«.

Homöopath: »Wie geht es Ihnen psychisch?«

Patientin: »Nicht besonders, ich bin schlapp und fühle mich ausgelaugt«.

Homöopath: »Was ist mit ihren Hüftbeschwerden?«

Patientin: »Ich weiß noch nicht genau. Seit ein paar Tagen, meine ich, sind die Schmerzen nicht mehr so stark wie sonst, obwohl sie noch immer vorhanden sind«.

Placebo wird verabreicht.

Nach fünf Tagen klangen der Durchfall und die Magenbeschwerden ab, wobei sich die Hüftbeschwerden von Tag zu Tag besserten.

5 Wochen nach Mittelgabe
Patientin: »Seit zwei Tagen bin ich beschwerdefrei. Ich kann laufen, ohne daß ich Schmerzen bekomme. Manchmal, wenn ich die Hüfte stark beanspruche, spüre ich ein Ziehen und einen

leicht aufkommenden Schmerz, der jedoch bei weitem nicht mit den Beschwerden zu vergleichen ist, wie sie noch vor der homöopathischen Behandlung aufgetreten sind«.

8 Wochen nach Mittelgabe
Nachdem die Patientin drei Wochen beschwerdefrei war, klagt sie erneut über dieselben Schmerzen in der Hüfte. Ihr Geistes- und Gemütszustand verschlechtert sich ebenfalls.

Placebo wird verabreicht.

9 Wochen nach Mittelgabe
Die Beschwerden klingen nicht ab, sondern nehmen zu. Die Patientin erhält **Gelsemium C 10000,** woraufhin der Schmerz noch am selben Tag gelindert wird. In der Folgezeit tritt ein starker grippaler Infekt mit Fieber auf, der sieben Tage anhält. Nach dem Infekt ist die Patientin beschwerdefrei.

Fall 6

Mann, 26 Jahre alt, hat vor drei Monaten eine größere Auslandsreise unternommen und wurde aus diesem Grund gegen einige tropische Infektionskrankheiten geimpft. Seit dieser Zeit klagt er über ständige Infekte, Schwächezustände, starken Husten und seit zwei Wochen zeigt er ebenfalls allergische Erscheinungen.

Keine nennenswerten früheren Erkrankungen.

Patient: »Es war ein Schock für mich, als der Arzt mir mitgeteilt hat, daß ich auf bestimmte Dinge allergisch reagiere!«

Homöopath: »Warum war das so schockierend für Sie?«

Patient: »Die Vorstellung, daß ich jetzt jedes Frühjahr diese Beschwerden bekommen werde, macht mir Angst **(1)**. Es gibt nichts schlimmeres als durch Krankheit eingeschränkt zu sein. Bisher war ich immer kerngesund **(2)**, aber jetzt habe ich vielleicht etwas Chronisches. Meine größte Angst ist es, schlimm krank zu werden **(3)** und dadurch in meiner Freiheit und meinen Lebensmöglichkeiten eingeschränkt zu werden **(4)**.

(1) Furcht, Leiden vor
(2) Wahnidee, Reichtum, von
(3) Angst, Gesundheit, um
(4) Furcht, Armut, vor

Calcium Carbonicum C 1000 wird verabreicht.

1 Woche nach Mittelgabe
Die Ängste, Schwächezustände und der Husten sind abgeklungen. Allergische Beschwerden bestehen nicht mehr.

2 Wochen nach Mittelgabe
Der Husten kehrt zurück,und der Patient bekommt dieselben Ängste wie zuvor.

Placebo wird verabreicht.

3 Wochen nach Mittelgabe
Die Beschwerden nehmen zu.

Calcium Carbonicum C 10000 wird verabreicht.

1 Woche nach der Wiederholung
Zustand unverändert.

Patient: »Ich mache mir Sorgen. Ich habe Angst, daß die Beschwerden nicht abklingen werden und sich mein Zustand weiterhin verschlechtert. Ich merke, daß jetzt etwas geschehen muß, ich halte das nicht mehr lange aus **(1)**«.

(1) Furcht, Extravaganz vor

Opium C 1000 wird verabreicht.

1 Woche nach der neuen Mittelgabe
Der Geistes- und Gemütssymptome normalisieren sich. Der Husten und die allergischen Erscheinungen klingen ab.

Patient: »Ich fühle mich gut.Was mir allerdings aufgefallen ist, sind zwei oder drei dicke Beulen an meinen linken Unterarm. Seit zwei Tagen werden sie dicker und schmerzen ein wenig«.

2 Wochen nach der neuen Mittelgabe
Die »Beulen« vergrößern sich, bis sie am siebten Tag nach ihrem Erscheinen eine eitrige Flüssigkeit absondern und dann verschwinden.

8 Wochen nach der erneuten Mittelgabe
Der Allgemeinzustand des Patienten ist gut. Sowohl der Husten als auch die allergischen Erscheinungen sind nicht mehr aufgetreten.

Fall 7

Mann, 43 Jahre alt, mit Hexenschuß

Frühere Erkrankungen: allergisch bedingtes Asthma, häufige Magenschleimhautreizungen

Patient: »Gestern habe ich im Garten gearbeitet, und seitdem kann ich mich schlecht bewegen **(1)**. Ich habe Schmerzen in der rechten Seite meines Rückens. Heute nacht habe ich mir warme Umschläge gemacht **(2)**, womit ich mich besser fühlte **(3)**. Doch heute morgen war es wieder genau so schlimm wie gestern abend«.

Homöopath: »Sind diese Beschwerden zum ersten Mal aufgetreten oder leiden sie öfter darunter?«

Patient: »Nein, nicht zum ersten mal. Ich bin sehr empfindlich in der Beziehung und habe ständig diese Beschwerde im Rücken«.

Während der Anamnese hält der Patient immer wieder seine rechte Hand vor den Mund **(4)** und spielt ständig mit seinen Fingern **(5)**.

(1) Wahnidee, Verletzung, verletzt, er sei
(2) Halten, gehalten zu werden, Verlangen zu
(3) Halten, gehalten zu werden, amel.
(4) Gesten, bedeckt den Mund mit den Händen
(5) Gesten, spielt, Fingern, spielt mit den

Lachesis C 1000 verschafft dem Patienten noch am selben Abend Linderung. Die Ausscheidungsreaktion erfolgte in der nächsten Woche in Form von Nachtschweiß, der über fünf Tage anhielt.

Fall 8

Frau, 40 Jahre alt, mit allergischen Beschwerden

frühere Erkrankungen: häufige Infektanfälligkeit; Warzen im Genitalbereich; Gehirnerschütterung nach einem Verkehrsunfall; Kreislaufbeschwerden mit starkem Schwindel

Patientin: »Ich leide seit 10 Jahren unter verschiedenen Lebensmittelallergien. Früher war es nicht ganz so schlimm, aber in letzter Zeit haben die Beschwerden enorm zugenommen. Jetzt kann ich mittlerweile auch keine Milchprodukte mehr essen. Das finde ich wirklich ungerecht. Ich kann nichts mehr unternehmen. Kann nicht mit Freunden essen gehen und auch so muß ich ständig darauf achten, was ich esse«.

Homöopath: »Sie haben das Gefühl, daß Ihnen Unrecht widerfährt?«

Patientin: »Ja, genau, das ist sehr ungerecht **(1)**«.

Homöopath: »Was geschieht, wenn Sie etwas falsches essen?«

Patientin: »Dann bekomme ich fürchterliche Bauchschmerzen und Blähungen und außerdem noch Hautreizungen, die schrecklich jucken«.

Homöopath: »Was unternehmen Sie, wenn Sie diese Beschwerden haben?

Patientin: »Ich nehme dann Tabletten gegen die Bauchschmerzen **(2)**. Ich weiß aber auch nicht, woher ich diese Beschwerden habe und was ich dagegen tun könnte. Ich habe schon viele Therapien ausprobiert, aber die haben alle nichts geholfen und es ist immer schlimmer geworden. Vielleicht ist es auch psychisch bedingt, ich weiß es einfach nicht genau **(3)**«.

Homöopath: »Haben Sie sonst noch Probleme?«

Patientin: »Nein, ansonsten bin ich nicht krank und fühle mich gut, außer daß ich manchmal Probleme während der Menstruation und ab und zu Migräne habe **(4)**.

(1) Wahnidee, Unrecht: erlitten, er habe Unrecht
(2) Fliehen, versucht zu
(3) Tastet, wie im Dunkeln umher
(4) Gesund, sagt er sei gesund, obwohl krank

Hyos cyamos C 1000 wurde einmalig verabreicht. Das Gefühl »Unrecht zu erleiden« verschwand sofort nach der Mittelgabe und die allergischen Erscheinungen wurden innerhalb weniger Tage um 50% reduziert.

2 Woche nach Mittelgabe
Patientin: »Ich kann wieder sehr viele Dinge essen, ohne daß ich Probleme bekomme. Darüber bin ich sehr glücklich, aber ich habe seit vier Tagen keinen Stuhlgang gehabt, was mich beunruhigt«.

Homöopath: »Bitte warten Sie ab, das wird sich wieder selbständig regulieren«.

Patientin: »Wie lange, meinen Sie, kann das noch andauern?«

Homöopath: »Noch drei Tage«.

Die Patientin hatte am siebten Tag wieder Stuhlgang. Daraufhin gab es noch zwei weitere Phasen, von jeweils fünf und drei Tagen,in denen der Stuhlgang ausblieb. Nach der letzten Phase trat ein starker Durchfall auf, nach dem sich die Verdauung wieder normalisierte.

Die Allergien wurden bis zu diesem Zeitpunkt um 80% reduziert.

4 Wochen nach Mittelgabe:
Besserung hält an.

8 Wochen nach Mittelgabe.
Zustand unverändert.

9 Wochen nach Mittelgabe:
Patientin: »Ich brauche dringend Ihre Hilfe **(1)**. Ich sehe schrecklich aus. Ich habe einen fürchterlichen Hautausschlag,der meinen ganzen Körper bedeckt. Ich habe Angst **(2)**, was ist das bloß?« **(3)**

Homöopath: »Seit wann haben Sie diesen Hautausschlag?«

Patientin: »Er war heute morgen um 10 Uhr (jetzt ist es 15 Uhr) plötzlich da«.

Homöopath: »Nehmen Sie das Mittel (Placebo), was ich Ihnen mitgegeben habe und machen Sie sich keine Sorgen, der Hautausschlag wird bis heute abend um 19 Uhr verschwunden sein«.

(1) Delirium, Schreien, mit, Hilfe um
(2) Wahnidee, Gefahr, Empfindung von
(3) Licht, Verlangen, nach

An dieser Stelle könnte der Fall verdorben werden. Die Symptome zeigen **Strammonium** an. Es handelt sich aber um eine weitere Ausscheidungsreaktion, *in die unter keinen Umständen eingegriffen werden darf.* Der Hautausschlag verschwand um 18.50 Uhr und die allergischen Beschwerden klangen in der Folgezeit vollständig ab und traten nicht wieder in Erscheinung.

Fall 9

Frau, 55 Jahre alt, übergewichtig, mit Schilddrüsenunterfunktion, Hypertonie, Durchblutungsstörungen in Armen und Beinen und Verdauungsproblemen. Sie macht einen sehr schlappen, trägen Eindruck. Ihre körperliche und geistige Beweglichkeit scheint eingeschränkt zu sein, alle Funktionen sind verlangsamt **(1)**.

Frühere Erkrankungen: Übergewichtig seit ihrer Kindheit; mehrmalige Mittelohrentzündung; seit 10 Jahren Bluthochdruck; Gebärmutteroperation vor zwei Jahren; Depressionen; seit 15 Jahren ständig obstipiert

Patientin: »Ich bin so schlapp und habe zu nichts Lust. Außerdem habe ich einen zu hohen Blutdruck und Probleme mit der Verdauung«.

Homöopath: »Was ist im Moment Ihre Hauptbeschwerde?«

Patientin: »Was ist meine Hauptbeschwerde? **(2)** Am meisten macht mir meine Antriebslosigkeit zu schaffen. Ich habe zu nichts Lust. Nichts kann mich mehr reizen«.

Für die Antwort auf diese Frage hat sie lange Zeit gebraucht. Nach der Antwort starrt sie vor sich hin und sagt nichts mehr.

Als sie gefragt wird, was sie sich sonst noch für Gedanken über ihre Krankheit macht, muß die Frage wiederholt werden, weil die Patientin mit ihren Gedanken abgeschweift ist **(3)**.

Patientin: »Gedanken, keine, ich denke nichts über meine Krankheit. Ich mache mir über nichts Gedanken, das ist mir auch egal **(4)**. Ich bin einfach lustlos. Meinen Mann regt das schon richtig auf. Er sagt, ich müsse was tun. Aber von alleine tue ich gar nichts. Wenn er mir sagt, ich solle etwas tun, tue ich es, aber ansonsten mache ich nichts **(5)**. Ich kann einfach nichts dagegen tun. Ich komme einfach nicht gegen diese Antriebslosigkeit an **(6)**. Wenn sie weg wäre, dann würde ich viele Sachen unternehmen und mal wieder richtig arbeiten **(7)**, aber so habe ich einfach keine Lust und sitze den ganzen Tag einfach irgendwo herum«.

(1) Langsamkeit
(2) Antwortet, wiederholt erst die Frage
(3) Zerstreut
(4) Gleichgültigkeit, Leiden gegen
(5) Gleichgültigkeit, Wünsche noch irgendwelchen Willen, hat weder
(6) Hilflosigkeit, Gefühl der
(7) Taten, große Taten vollbringen, Gefühl, als könne er

Helleborus Niger C 1000 wird einmalig verabreicht.

1 Woche nach Mittelgabe.
Patientin: »Ich hatte bis gestern starken Durchfall. Das ist sehr ungewöhnlich für mich, aber Sie haben ja darauf aufmerksam gemacht, daß die Mittelgabe zu solchen Reaktionen führen kann. Deshalb habe ich in Ruhe abgewartet. Es geht mir nun wesentlich besser als zuvor. Ich habe wieder von alleine Lust, die Dinge anzupacken, und selbst mein Mann ist erstaunt über die Veränderung, die sich in der letzten Woche mit mir ereignet hat«.

4 Wochen nach Mittelgabe
Zustand unverändert.

8 Wochen nach Mittelgabe
Patientin: »Ich mußte Sie anrufen, weil ich Wasser in den Beinen habe. Die Beine schmerzen sehr und ich habe Angst, daß das Wasser zum Herzen steigt. Was soll ich machen?«

Homöopath: »Seit wann haben Sie diese Beschwerden?«

Patientin: »Seit fünf Tagen wird es immer schlimmer«.

Homöopath: »Wie geht es Ihnen ansonsten?«

Patientin: »Ansonsten geht es mir sehr gut. Ich bin bei weitem nicht mehr so träge wie sonst. Ich habe eine ganze Menge Energie. Das Wasser in meinen Beinen macht mir aber trotzdem Sorgen«.

Placebo wird verabreicht.

9 Wochen nach Mittelgabe
Kein Wasser mehr in den Beinen. Die Patientin berichtet, daß sie nach dem Anruf in der letzten Woche vermehrt Wasser lassen mußte und daß die Schmerzen in den Beinen danach gelindert wurden. Sie fühlt sich allgemein gut und hat in der Zwischenzeit sämtliche allopathischen Arzneimittel für die Schilddrüsenunterfunktion, den Bluthochdruck und die Obstipation abgesetzt.

20 Wochen nach Mittelgabe
Die Patientin klagt über einen starken Infekt mit Fieber, der seit drei Tagen besteht.

Placebo wird verabreicht.

Drei Tage später
Infekt ist abgeklungen. Allgemeinzustand gut.

Fall 10

Frau, 28 Jahre alt, leidet bereits seit 10 Jahren unter Migräne, die von stärker werdenden Schwindelanfällen begleitet wird.

Frühere Erkrankungen: rezividierende Pilzinfektionen im Genitalbereich; Übergewicht; Depressionen;

Patientin: »Ich mache mir Sorgen wegen des Schwindels. Ich habe Angst, daß es etwas Schlimmes sein könnte **(1)**. Vielleicht Krebs oder so etwas. Ich weiß nicht, was ich machen soll **(2)**«.

Homöopath: »Weshalb bekommen Sie Angst, wenn sie an eine Krankheit wie Krebs denken?«

Patientin: »Es ist das Ausgeliefertsein gegenüber dieser Krankheit **(2)**. Man kann nicht mehr selbst bestimmen, was man tut **(3)**, man wird von der Krankheit bestimmt. Das ist schrecklich und sobald ich daran denke, muß ich mit anderen Leuten darüber sprechen. Meine Angst wird dadurch zwar nicht unbedingt gelindert, aber ich habe das Bedürfnis danach **(4)**«.

(1) Furcht, Unheil; Furcht vor
(2) Hilflosigkeit, Gefühl der
(3) Furcht, Selbstkontrolle zu verlieren; die
(4) Sprechen, Verlangen zu, jemanden, mit

Argentum nitricum C 1000 heilte sowohl die Ängste der Patientin als auch deren Migräne und Schwindel. Während des Heilungsprozesses trat wiederholt ein starker wäßriger Nasenausfluß auf, der innerhalb der Gesetzmäßigkeiten verlief.